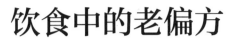

饮食中的老偏方

女人

小病一扫光

中国中医科学院西苑医院 郎　娜 主编

U0318921

化学工业出版社
·北京·

图书在版编目（CIP）数据

饮食中的老偏方 女人小病一扫光／郎娜主编. —
北京：化学工业出版社，2017.3
ISBN 978-7-122-28971-1

Ⅰ.①饮…　Ⅱ.①郎…　Ⅲ.①女性–食物疗法　Ⅳ.
① R247.1

中国版本图书馆CIP数据核字（2017）第018843号

责任编辑：陈燕杰　　　　　　文字编辑：赵爱萍
责任校对：王素芹　　　　　　装帧设计：史利平　水长流文化

出版发行：化学工业出版社（北京市东城区青年湖南街 13 号　邮政编码 100011）
印　　装：北京新华印刷有限公司
710mm×1000mm　1／16　印张13½　字数280千字　2017年4月北京第1版第1次印刷

购书咨询：010-64518888（传真：010-64519686）　售后服务：010-64518899
网　　址：http://www.cip.com.cn
凡购买本书，如有缺损质量问题，本社销售中心负责调换。

定　　价：39.80元
版权所有　违者必究

前言

吃出健康和美丽，吃去小病与微疾

一代文豪曹雪芹借贾宝玉之口说出了一句至理名言：女人是水做的骨肉。男女有别，女人生来娇嫩，需要细心呵护，这一点文人和医师的看法是一致的。

是药三分毒，尤其是一些慢性病患者，需要长期服药，药物的不良反应更加明显，治病的同时伤了身体。

食物是最好的医生，食物是最好的药物，厨房就是药房，这并不是夸大其词。《黄帝内经》一书中写道："大毒治病，十去其六；常毒治病，十去其七；小毒治病，十去其八；无毒治病，十去其九；谷肉果菜，食养尽之，无使过之，伤其正也。"这段话明确地指出了食疗的作用与安全性。西方营养学研究也证明了食物中含有丰富的营养物质，它们可以为人体新陈代谢提供必需的营养素，提高人体的免疫力，抵御疾病。

本书立足"药食同源"的中医理论，结合现代营养学，为女性朋友提供了安全、方便、省钱、管用的食疗方案，这些食疗方制作方法简单易行，即使厨艺不精也可以轻松操作，非常适合家庭日常保健使用。需要注意的是，本书适用于某些女性常见病的辅助治疗，重大疾病、急病患者应及时到专业机构接受专业医师的救治，以免延误病情。

愿每位女性朋友从本书中获得健康、美丽，远离疾病、疼痛。

编者

2016年12月

目录

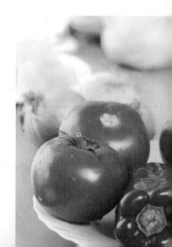

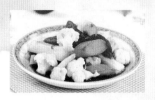

第二部分
女性常见病症食疗方

3 Chapter
乳房——做"挺"好的女人

4 Chapter
子宫及附件——守卫女性的秘密花园

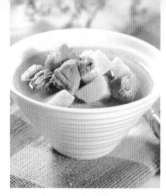
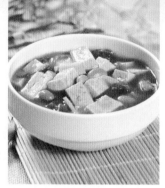

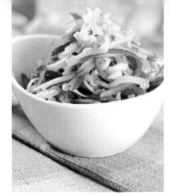
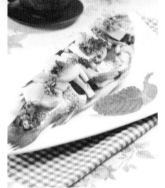

5

Chapter

皮肤——照顾好最娇气的"衣服"

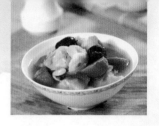

第三部分

治未病，保健食疗吃起来

6 Chapter
写给职业女性的保健方

7 Chapter
红颜不老的小偏方

8

Chapter

调养五脏，让你一生如花般盛开

第一部分

食疗前必须知道的事儿

1 Chapter

药补不如食补

是药三分毒，药物使用不当对人体或多或少都会有所损伤。民以食为天，食以安为先，新鲜、安全的食物有助于我们增进健康。

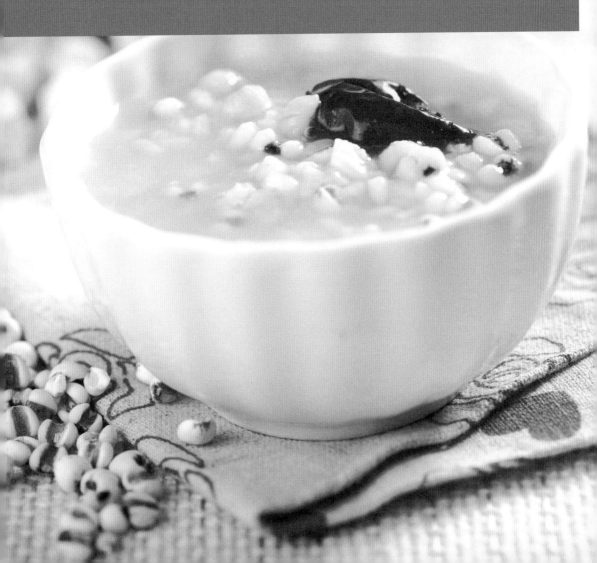

是药三分毒，你还敢随便吃药吗

世界上没有完美的药物，既能治疗疾病、又不会对身体造成危害的药物只存在于理想状态中。是药三分毒，西药、中药、中成药都不例外。

打开药品说明书，一大串的不良反应常常让人心惊胆战，即使这些不良反应发生的概率很低，但恐慌也是有理由的。

虽然身体生病需要药物治疗，但是不合理的用药在治疗疾病的同时会带来新的疾病，这类疾病就是药源性疾病。研究结果显示，药物滥用会导致肝脏、肾脏、消化系统、血液系统、神经系统受到损伤，造成白血病、再生障碍性贫血等难以治愈的疾病大量出现。

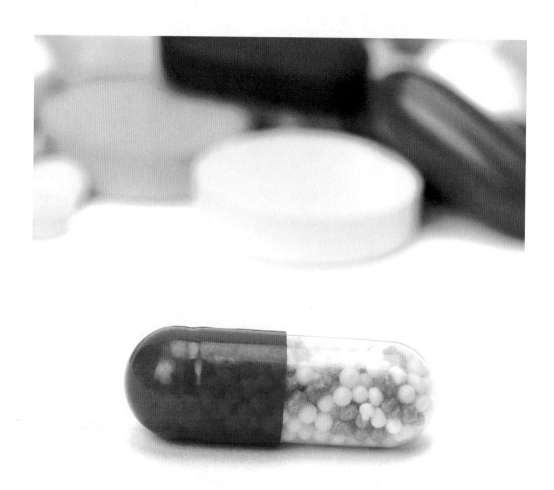

食物是最好的医药

早在2400多年前，"现代医学之父"希波克拉底就提出了"我们应以食物为药，饮食是你首选的医疗方式，不适当的食物引起疾病，恰当的食物也可以治病。"在中国，神农尝百草奠定了药食同源的基础，此后这一传统源远流长，中医中有关食疗的专著多达300余部，强调"药补不如食补"，这与希波克拉底的理论不谋而合。

不知大家是否有这样的生活经验：冬天，从寒冷的室外进入室内后，长辈会烤橘子给孩子们吃，预防咳嗽；肉食吃多了，腹胀不消化，吃点炒焦的山楂就好了；痛经时，喝上一杯暖暖的生姜红糖水，疼痛就减轻不少。这些例子中，普通得不能再普通的食物起到了防病、治病的大作用，可见古人诚不欺我。

食物为什么会是最好的医药？前面我们讲过，凡药皆有毒，服用药物避免不了副作用，

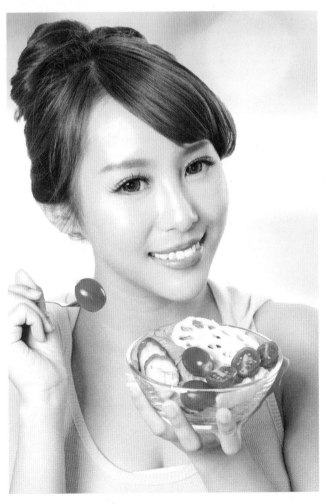

长期服用药物产生的各种副作用还会造成人体依赖性。与药物相比，食物虽然作用弱，但只要食用得当，就不会产生副作用。天天吃新鲜、安全、对症的食物，犹如春雨润物一样，在无声无息之中给予身体滋养，天长日久，益处会越发明显。此外，吃对食物的重要作用在于防未病，通过饮食调理让疾病远离身体。

当然，吃对食物才能强身健体，吃什么、怎么吃、何时吃都要做到科学合理。进入21世纪以来，死于营养过剩的人数已经超过了死于营养不良的人数，我国居民的饮食结构变化使得心血管疾病患者越来越多。根据自身的年龄、健康状况，合理地选择食物，科学安排进餐时间，采用健康的烹调方法，食物才能成为最好的医药。

常见"药食同源"食物功效及主治一览表

食物	功效及主治
山药	补脾养胃、生津益肺、补肾涩精，主治带下、尿频、脾虚、久泻、肺虚、肾虚
山楂	消食健胃、行气散瘀，主治瘀血经闭、产后瘀阻、胃脘胀满、疝气疼痛、高脂血症
百合	养阴润肺、清心安神，主治虚烦惊悸、失眠多梦、阴虚燥咳、劳嗽咯血
龙眼肉（桂圆）	益气血、健脾胃、养肌肉，主治头昏、失眠、心悸怔忡、病后或产后体虚
芡实	益肾固精、补脾止泻、除湿止带，主治带下白浊、脾虚久泻、遗精滑精、遗尿尿频
海带	软坚化痰、祛湿止痒、清热行水，主治带下、水肿、疝气、睾丸肿痛、肥胖症、甲状腺肿
桑葚	滋阴养血、生津润燥、补益肝肾，主治心悸失眠、头晕目眩、耳鸣、便秘、盗汗
鱼腥草	清热解毒、消肿疗疮、利尿除湿、健胃消食，主治带下、肺痈、痔便血、脾胃积热
荷叶	消暑利湿、健脾升阳、散瘀止血，主治暑热烦渴、水肿、白带、便血、产后恶露不净
莲子	补脾止泻、益肾涩精、养心安神，主治带下、遗精、脾虚泄泻、心悸失眠
枸杞子	滋补肝肾、益精明目，主治虚劳精亏、腰膝酸痛、眩晕耳鸣、内热消渴、血虚萎黄
黑芝麻	补肝肾、滋五脏、益精血、润肠燥，主治肾阴不足所致之眩晕、视物不清、腰酸腿软、耳鸣耳聋、发枯发落、头发早白、产妇缺乳、痔
红枣	补中益气、养血安神、缓和药性、补益脾胃，主治营养不良、心血管病、癌症
白扁豆	和中化湿、消暑解毒、补脾胃，主治赤白带下、脾胃虚弱、泄泻、呕吐、解酒毒
薏苡仁	清热利湿、益肺排脓、健脾胃，主治湿痹、水肿、咳吐脓血、喉痹痈肿、肠痈热淋
蜂蜜	益气补中、止痛解毒、安五脏、除百病，主治体虚、肺燥咳嗽、便秘、胃脘疼痛、神经衰弱、胃及十二指肠溃疡
牡蛎	滋阴益血、养心安神，主治虚损劳疾、阴虚血亏、失眠心悸
花椒	温中散寒、健胃除湿、止痛杀虫、解毒理气，主治积食、呃逆、呕吐、蛔虫、阴痒以及风寒湿邪所致的关节肌肉疼痛、脘腹冷痛、泄泻、痢疾
红豆	健脾利水、消利湿热、解毒消痈，主治肥胖症、各种类型水肿（肾源性水肿、心源性水肿、肝硬化腹水、营养不良性水肿）
木瓜	消食、催乳、清热、祛风，主治产后缺乳、风湿筋骨痛、跌打扭挫伤、慢性萎缩性胃炎、消化不良、肥胖症

男女有别，女性体质特征须知

　　从现代医学上讲，体质可理解为身体素质，是个体在其生长发育过程中所形成的形态、结构、功能、代谢、心理等方面相对稳定的特性。生理上表现为功能、代谢以及对外界刺激反应等方面的个体差异性，也表现为个体对某些病因和疾病的易感性，以及疾病转归中的某种倾向性。

　　中医学的体质，是"形神合一"的统一体，其中"形"指形态、结构等方面，"神"指的是功能、代谢、心理活动等方面。

　　男女有别，体质也有所不同，《黄帝内经·素问·上古天真论》中指出："女子七岁，肾气

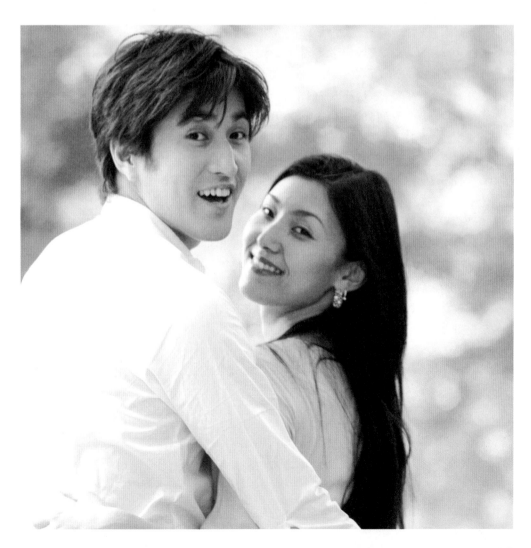

盛，齿更发长；二七而天癸至，任脉通，太冲脉盛，月事以时下，故有子；三七肾气平均，故真牙生而长极；四七筋骨坚，发长极，身体盛壮；五七阳明脉衰，面始焦，发始堕；六七三阳脉衰于上，面皆焦，发始白；七七任脉虚，太冲脉衰少，天癸竭，地道不通，故形坏而无子也。丈夫八岁，肾气实，发长齿更；二八肾气盛，天癸至，精气溢泻，阴阳和，故能有子；三八肾气平均，筋骨劲强，故真牙生而长极；四八筋骨隆盛，肌肉满壮；五八肾气衰，发堕齿槁；六八阳气衰于上，面焦，发鬓斑白；七八肝气衰，筋不能动；八八天癸竭，精少，肾脏衰，形体皆极，则齿发去。"

这段古文的意思如下。

男性8岁，女性7岁，头发开始变浓密，牙齿由乳牙更换成恒牙。

男性一般16岁前后，"天癸"盛泌，内外生殖器发育初步成熟，出现遗精，开始有生育能力。而女性在14岁，月经初潮，可以怀孕了。

男性24岁，骨骼发育更为明显，显示出男子汉的阳刚之气。女性21岁，体形更为匀称、更具曲线，柔美之性尽显。

男性40岁左右，头发开始脱落，发际线开始退后，有些出现M形或变得更稀疏，牙齿渐失光泽。女性35岁左右的面容，皮肤弹性变差，开始松弛，开始变得暗淡，不再像少女那么白里透红、荣润光泽，头发也开始脱落、稀疏。

男性48岁，分布于面部的三条阳经气血开始衰退，头发出现白发，主要是两鬓发白，面部出现皱纹。女性42岁，进一步衰老，面部得不到气血的荣润，变为所谓的"黄脸婆"。

男性56岁，因主筋的肝气衰退，动作变得迟缓，但此时天癸仍在，生育能力还存在。女性49岁左右，任脉和太冲脉功能均下降，气血衰退，天癸大多不再出现，也就是绝经，生殖器开始萎缩，基本失去生育功能，开始进入更年期。

男性64岁，由于肾脏功能衰退，天癸不再产生，精液减少，牙齿脱落，头发也愈加稀疏，身体外观出现明显的衰老征象，进入男人的"更年期"。

由此可见，男子以"8"为基数、以精为主，女子则以"7"为基数、以血为主，一生经历经、带、胎、产，体质差别巨大，因此养生不宜一概而论。

了解了女性的体质特征，才能更有针对性地进行食疗，以免火上浇油、雪上加霜，养生不成反伤身。

4个饮食好习惯，让女人越吃越健康

均衡膳食，远离"隐形饥饿"

一日三餐之后，我们感觉吃饱了，但身体真的"吃饱"了吗？饥饿这个词已经远离了物质极大丰富的今天，然而讽刺的是，很多女性正在遭受"隐形饥饿"的折磨，这种饥饿是由营养不平衡或者缺乏某种维生素以及人体必需的矿物质所致，而其他成分过度摄入，机体产生隐蔽性需求营养的饥饿症状。

这种隐形饥饿对身体的危害更大，不知不觉中导致营养不良，诱发各种疾病。想要解决"隐形饥饿"，使身体不再缺乏营养物质，需要通过膳食平衡、食品强化两方面实现。

膳食平衡方面，可以参照平衡膳食宝塔进行。中国营养学会制定的"中国居民膳食指南"是中国人的饮食圣经，主要从十个方面提出了膳食平衡的建议：食物多样，谷物为主，粗细搭配；多吃蔬菜、水果和薯类；每天吃乳类、大豆或其制品；常吃适量的鱼、禽、蛋和瘦肉；减少烹调油用量，吃清淡少盐膳食；食不过量，天天运动，保持健康体重；三餐分配要合理，零食要适当；每天足量饮水，合理选择饮料；如饮酒应限量；吃新鲜卫生的食物。

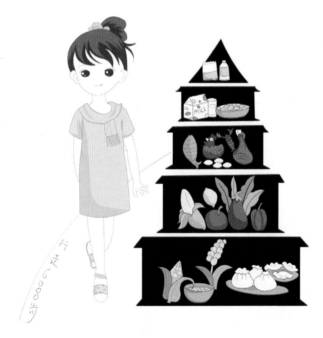

强化食品方面，需要根据个人的自身状况而定，如加碘盐是我们最熟悉的强化食品，每天食用5～6克加碘盐，即可满足碘缺乏地区的人对碘的需求，此外还有强化面粉、强化酱油等产品，它们强化的营养物质不同，针对的人群也不同，不能一味认为强化食品都适合自己。

吃好主食才能拥有健康

中国人的主食主要由谷物、薯类加工制作而成，这些食物为人体提供碳水化合物、B族维生素、膳食纤维等营养物质，是身体所需热量的主要来源之一，每天供给的热量应占总热量的55%~65%。主食中的碳水化合物参与多种生理活动，肝脏、血液、免疫系统、遗传物质中都需要碳水化合物的参与，长期缺乏碳水化合物会导致血糖过低、头晕心悸、四肢无力、易疲倦、记忆力减退等症状。

主食富含的膳食纤维能够清理肠道中的毒素和垃圾，帮助人体将其排出体外，膳食纤维摄取不足是诱发便秘、痔、肠癌等消化系统疾病的重要诱因。

如何吃好主食？首先，主食要有粗有细，不要一味吃精米、精面，平时还要吃点玉米、高粱、燕麦、小米、荞面、筱麦等粗粮和未经过精加工的米面。其次，主食不可过多或过少，女性每天应摄取250~400克谷物（包括薯类和杂豆）。

细嚼慢咽，养出好肠胃

狼吞虎咽导致进餐时间过短，影响消化液的分泌量以及消化液和食物的混合程度，增加消化系统工作量，有时更是超负荷运转，极易诱发胃肠不适。细嚼慢咽可以让人体有充足的时间分泌消化液，咀嚼的过程可以使食物颗粒变得更小、与消化液混合更均匀，有助于消化吸收，能够保护消化系统。

吃饭的速度不宜过快也不宜过慢，一日三餐的进餐时间应合理安排，建议早餐的进餐时间以15~20分钟为宜，午餐和晚餐的进餐时间以30分钟为宜。

三餐定时的饮食智慧

胃肠具有储存、机械性消化和化学性消化三种功能，每次进食的食物需要在胃里停留一段时间才能被充分消化，这就意味着每餐的时间应保持一定的间隔，且每天的三餐时间基本固定，这样才利于食物的消化吸收，不要打破消化系统正常的工作节奏。一般混合食物在胃里停留的时间是4~5小时，因此两餐之间的间隔以4~5小时较为适宜，如果延长至5~6小时也是可以的。

建议女性7点钟左右起床，起床后半小时吃早餐最为适宜，此时旺盛的食欲可以及时补充一上午所需的营养物质。早餐吃得太晚，同样会扰乱消化系统的工作节奏，并直接影响午餐的质量，因此早餐最晚不宜超过8点。

中午的11:00~13:00是吃午餐的最佳时间，此时距离早餐已经4~6个小时，身体急需午餐来补充消耗的能量和各种营养素。

晚餐时间最好安排在晚上6点左右，尽量不要超过晚上8点，8点之后最好不要再吃任何东西了，可以适量的饮水。晚餐吃得太晚，不久之后就要上床就寝，无形中增加了患很多疾病的风险。

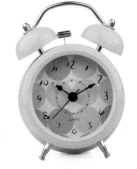

2 Chapter

厨房的秘密

不知道厨房的秘密，不仅煮不出美味佳肴，更会导致营养素流失，即使食材新鲜、有营养，吃到嘴里的食物也未必能如我们所希望的那样营养丰富，能为身体补充必需的营养素。下面，我们一起来揭开厨房的秘密吧！

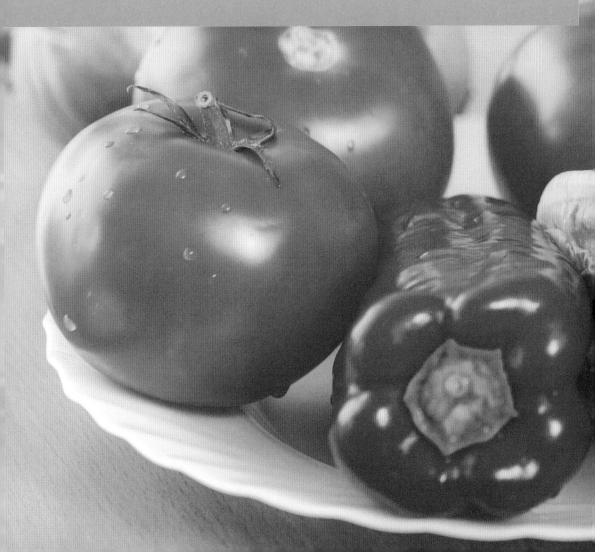

食疗需要准备的厨具

选好锅，煮出健康与美味

下面这些锅是烹调常用的，它们不仅长相不同，功能也有很大区别。

炊具	优点	适合食材
高压锅	省力省时	猪蹄、排骨、鸡等需要久煮的食材
不锈钢锅	省时、营养损失少	不需要久煮的食材
砂锅	透气性好、散热慢、耐酸碱	适合文火久煮的食材
瓦罐	受热均匀、营养损失少	适合文火久煮的食材，尤其适合煲鸡汤
炖盅	受热均匀、不破坏营养结构、汤清味浓	需要隔水蒸炖的食材

传统铁锅真的一无是处吗

铁锅烹调食物会增加抗氧化物质的损失，对人体健康有利的多酚类物质也会跟铁离子发生反应，生成颜色较深的复合物。此外，铁锅易生锈，铁离子与食物中的酸反应生成的氧化铁对人体有害。不过，使用铁锅烹调食物也有很多好处：铁锅炒菜更好吃；使用铁锅烹调能提高菜肴中的含铁量。因此，大可不必换掉家里的铁锅，安心用铁锅烹调食物吧，只要不用铁锅煮汤、煮水果、煮各种有色豆类即可。

女人最爱料理机

料理机集榨果汁、打豆浆、磨干粉、打肉馅、刨冰等功能，可以制作果汁、果酱、豆浆、干粉、肉馅、刨冰等。

应对蔬果农药残留的正确方式

人生病了会吃药打针，蔬菜水果生病了，人们也会给它们打药除虫，即使风吹雨淋，还是会有一部分农药残留在蔬果上。农药残留非小事，对健康影响极大：如果蔬果中有机磷农药残留严重超标，食用这些蔬果会直接危及人体的神经系统和肝、肾等重要器官，甚至引起急性中毒，威胁生命安全；长期食用农药残留较多的蔬果，导致毒素在体内蓄积，超过一定限度后可诱发血液黏稠、动脉硬化等心血管疾病；生殖系统也会遭殃，对孕妇的影响尤其巨大，增加胎儿畸形、流产、死胎、早夭等风险。

农药残留危害大，正确清洗可以有效减少农药残留。

(1) 淘米水清洗　将蔬果放入淘米水中浸泡10分钟，然后用清水洗净即可。

(2) 淡盐水浸泡　将蔬果用清水冲洗一下，然后用淡盐水浸泡约10分钟，最后用清水洗净即可。

(3) 碱水清洗　100毫升水中加入5克食用碱或小苏打，完全溶解后放入蔬果，浸泡5～10分钟，再用清水冲洗即可。

(4) 沸水烫洗　将蔬菜放入沸水中烫一下，捞出来继续用清水洗净即可。

除了清洗，下面这些方法也可以有效减少农药残留。

(1) 日光浴　食用蔬果前将其放在阳光下晒5分钟，通过阳光照射促使残留农药分解，这样可以有效减少农药残留。

(2) 吃熟的　高温可以清除90%的农药残留，建议蔬菜烹熟之后再食用，尽量不吃生的蔬菜，凉拌时也要先用开水把蔬菜余烫一下。

(3) 放几天　易储存的蔬果（比如南瓜、洋葱、山药、土豆、冬瓜、萝卜）买回来后可以在阴凉通风处先放上几天，等残留农药充分分解了再食用。

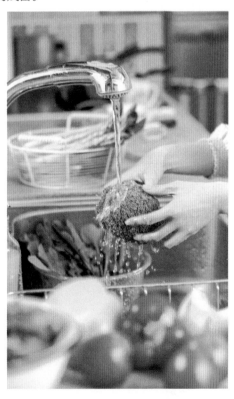

正确的方法可以减少蔬果的农药残留，错误的方法不仅无法达到目的，还可能造成营养流失：使用洗涤剂虽然可以减少农药残留，但是洗涤剂本身也属于化学物质，容易对蔬果造成二次污染；先切后洗增加了蔬果被细菌污染的机会，还会造成B族维生素、维生素C等水溶性维生素大量流失；长时间浸泡会导致残留的农药溶于水后再次被蔬果吸收。

自制纯天然洗洁精，将化学原料挡在嘴巴外

洗洁精是家家户户都要用的日常清洁剂，由于直接接触餐具，因此安全性很重要。市面上出售的洗洁精的主要成分是烷基磺酸钠、脂肪醇醚硫酸钠、泡沫剂、增溶剂、香精、水、色素和防腐剂等，按照国家规定，合格产品中荧光增白剂不得检出，甲醇≤1毫克/克、甲醛≤0.1毫克/克、砷≤0.05毫克/克、重金属≤1毫克/克、菌落总数≤1000个/克、大肠菌群≤3个/100克。可以看出，即使符合国家标准，洗洁精中的香精、色素、防腐剂也是无法避免的。更何况，一些不法生产商会使用甲醛做防腐剂，以保证洗洁精不变质。

国内某电视台曾做过一项有关洗洁精残留的调查研究，最后发现即使冲洗12次，餐具上依然会有洗洁精的残留物，平均为0.03%。每天使用洗洁精，冲洗次数有限，餐具上的残留物远高于调查数据，这些残留物随着饮食进入人体，犹如在身体中埋下定时炸弹，长期积累后会造成严重的健康问题。

这里给大家介绍一种自制纯天然洗洁精的方法，材料简单易得，制作方法简单，去污力强，最重要的是绿色、安全，不用担心化学残留。

柚子洗洁精

原料：

柚子1个，食用碱2克，低于40℃的温水适量。

工具：

密封罐1个。

制作方法：

(1) 柚子洗净，剥皮，将柚子皮的白色部分去掉2/3，切成长约1厘米的细丝；放入密封罐，不要放满，留出1/4空间。

(2) 将温水倒入密封罐，没过柚子皮丝，放入食用碱，盖上盖子，待凉后放入冰箱冷藏5天即可。

温馨叮咛

柚子皮起到增加香味的作用，去污、去油主要靠的是食用碱，因此如果想要增强自制洗洁精的去污力，可以适量增加食用碱的用量，但不宜过多，以免伤害皮肤。

烹调食物的正确方法，别让营养丢在厨房里

多次洗米，B族维生素损失惨重

洗米的目的是去掉杂质和砂子，大家也许不会想到，小小的洗米动作也会关系到营养的流失率。很多女性喜欢把米洗得粒粒分明，一直洗到洗米水变透明为止，这样多次洗、反复搓的结果是米洗干净了，B族维生素也洗掉了，这样洗米可导致维生素B_1的损失率高达$40\% \sim 60\%$，维生素B_2和烟酸的损失率也不小，为$23\% \sim 25\%$，矿物质和其他营养物质的损失率为$15\% \sim 20\%$。

这里教给大家正确的洗米方法：先将米在水中浸湿，除去杂质，迅速用水漂洗两次即可。千万不要长时间浸泡，不要用热水洗米，不要反复搓洗。

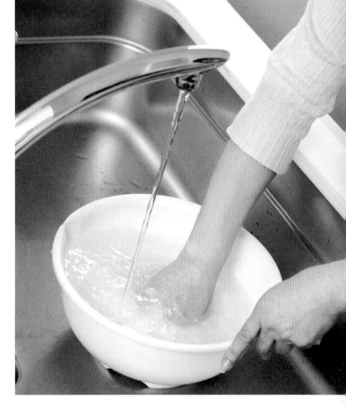

高压烹调，让更多营养留下

经常下厨的女性有这样的经验：高压锅煮的食物风味欠佳，总是比常压烹调的味道要差一些。大多数煮妇也会有这样的疑惑：味道差一些的同时，营养会不会也在高压状态下流失更多呢？下面我们就通过表格对比一下高压烹调和常压烹调的优劣。

鉴别项	高压	常压
烹调温度	$108 \sim 120℃$	$100℃$
烹调时间	短	较长
密闭程度	高	较低
维生素保存率	较高	较低
抗氧化物质保存率	高	低

通过上面的表格对比可以看出，与常压烹调相比，高压烹调更节省时间，对营养物质的

破坏更少，烹调出的食物更加营养和健康。另外，高压烹调让食物变得更加软烂，便于咀嚼、消化、吸收，患有牙痛、消化不良、胃肠功能欠佳的女性食用尤其适合。

错误的煮饭方法让营养丢光光

煮粥放碱	煮粥时放碱，虽然可以使粥熟得更快、味道更香浓，但碱会加速破坏米中含有的维生素，导致营养流失
油炸面食	高温油炸将面粉中所含的维生素B_1破坏得所剩无几，维生素B_2和烟酸的破坏率也高达50%，更可怕的是还会产生大量致癌物质，增加患癌风险
冷水煮饭	导致米中的维生素B_1大量被破坏，维生素B_1的主要生理功能是调节体内糖类的代谢，缺乏时易引起疲劳、食欲缺乏、脚气病、水肿、心律紊乱、顽固性失眠等病症

维生素C保卫战

下面这些烹调方法会让食物中的维生素C损失惨重。

炒	维生素C的损失率在20%左右，并且炒得越久损失越多
煮	维生素C的损失率为15.3%～19%，约有50%的维生素C在汤中，并且煮得越久损失越多
炖	维生素C的损失率为8.1%～33.5%，平均为23.6%，并且炖得越久损失越多
回锅	回锅加热可使维生素C含量比刚炒熟时低14%～17%
挤水	将蔬菜中的水分挤出将损失大量可溶性维生素和矿物质，维生素C的损失率高达80%

其实，想要留住食物中的维生素C很简单，记住以下几条就能轻松做到。

(1) 蔬菜应先洗后切，不可长时间浸泡，也不可先切后洗。

(2) 炒蔬菜时应急火快炒，尽量减少烹调时间。

(3) 制作馅料时不要挤去水分，以免维生素C流失。

(4) 维生素C在酸性环境中不易被分解，因此烹调蔬菜时可适量放一点食醋。

(5) 煮汤或者做烩菜时可适量使用淀粉勾芡，有助于防止维生素C被氧化。

(6) 现做现吃，烹调好的蔬菜如果放上20分钟之后再吃，维生素C已经严重损失，并且放得越久损失得越多。

生吃？先问问自己的脾胃

脾为后天之本，《素问·灵兰秘典论》中明确指出："脾胃者，仓廪之官。"金元时代著名医家李东垣在其《脾胃论》中也指出："内伤脾胃，百病由生。"由此可见，脾胃需要细心养护，温热的食物可以维持脾胃健康，经常食用生冷的食物则会导致消化不良、甚至腹胀腹泻，损伤人体阳气。

总的来说，适量生吃适合身强体壮、体质燥热、消化能力强、便秘的女性，体质虚弱、怕冷畏寒、消化能力差、经常腹泻的女性应尽量少选择生吃。

生吃也要选对食物，黄瓜、彩椒、洋葱、生菜、番茄等蔬菜适合生吃，水果可生吃，其他种类的食物不建议生吃。此外，生吃之前必须进行杀菌消毒处理，比如淡盐水浸泡、反复清洗、加醋杀菌、葱姜蒜杀菌。

别扔掉这些下脚料，它们是治病良药

预处理食材时，很多被我们扔掉的下脚料含有丰富的营养素，烹调之后食用对身体有益。

茄皮

茄皮富含维生素K，维生素K具有促进血液正常凝固和骨骼生长的作用。此外，茄子去皮后所含的铁元素容易被空气氧化，影响铁元素的吸收利用。

胡萝卜皮

胡萝卜所含的胡萝卜素主要存在于皮下，削皮时会损失很多胡萝卜素，因此吃胡萝卜之前只需要清水冲洗，用手轻轻搓洗即可。

梨皮

梨皮具有清心润肺、降火生津的作用，止咳效果奇佳。

芹菜叶

芹菜叶的营养远远高于芹菜茎，很多营养元素在叶中的含量更高，比如胡萝卜素、维生素B_1、维生素C、钙等。

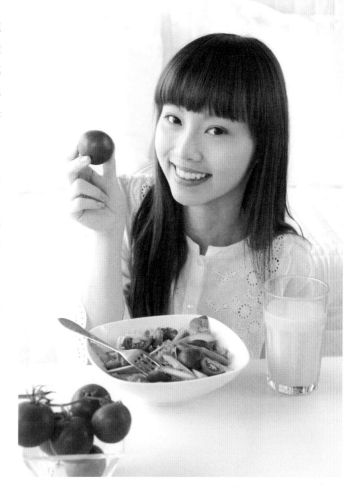

温馨叮咛   土豆、红薯宜去皮食用，这是因为土豆皮含有配糖生物碱，积累在体内会引起中毒，红薯皮中含碱多，食用后会导致胃肠不适。

女性常见病症食疗方

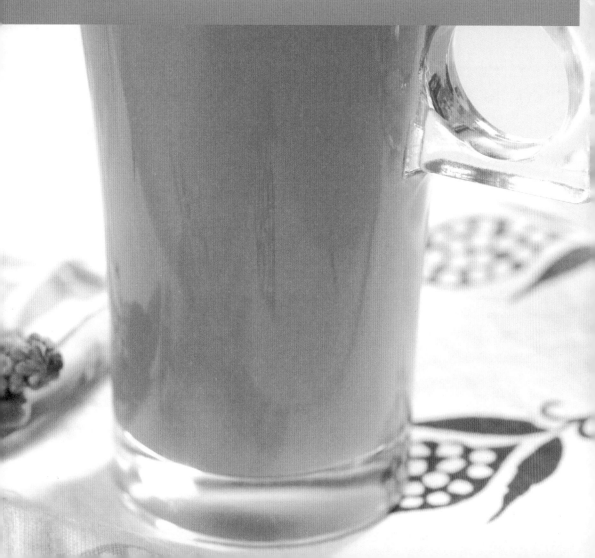

3 Chapter

乳房——做"挺"好的女人

乳房，女性第二性征的重要器官，同时也是哺育宝宝的重要器官。它的健康不仅关系到女性的形体美，更关系到下一代的健康成长。遭遇乳房疾病时，想做"挺"好女人，这些食疗方可以助您一臂之力。

乳腺增生

乳腺增生是内分泌激素代谢失衡引发的女性常见乳腺疾病，多发生在30～50岁。单纯饮食调理有时能使部分患者症状缓解，低脂肪饮食可以改变内分泌环境，加强或延长雌激素对乳腺上皮细胞的刺激，起到预防和调理乳腺增生的作用。

饮食原则

一、限制动物性脂肪的摄入量，少吃肥猪肉、五花肉、肉皮、动物内脏等高脂肪食物，以免加重乳腺增生，诱发乳腺癌。

二、少吃油炸食品、烟熏食品。

三、不吃含过多雌激素的保健品，以免雌激素摄入过多加重病情。

四、戒烟，尽量不饮酒，不吃辛辣刺激性食物。

五、不要吃得太饱，坚持每顿饭七分饱。

六、多吃新鲜的蔬菜和水果，其富含的维生素有助于增生组织的恢复。

七、黄豆及豆制品富含异黄酮，有调节女性体内雌激素的作用，有益乳房健康，还能预防乳腺癌。

八、鱼类食物属于低脂肪、高蛋白食物，富含的矿物质具有保护乳腺的作用，宜多食。

✔ 宜吃食材

橘子、金橘、橘饼、草莓、无花果、芦笋、胡萝卜、丝瓜、白菜、番茄、芹菜、苋菜、木耳、海带、裙带菜、牡蛎、文蛤、青鱼、鲢鱼、鲈鱼、鲫鱼、鲤鱼、薏米、玉米、燕麦、红薯、黑豆、黄豆及豆制品、玫瑰等。

✘ 不宜吃食材

肥猪肉、肥肠、肉皮、腊肉、肉罐头、炸鸡、熏鱼、猪油、牛油、奶油、黄油、辣椒、花椒、蜂蜜、蜂王浆、蜂胶、油条、焦圈、巧克力、可可、可乐、白酒、咖啡等。

促进增生组织恢复

番茄芹菜汁

原料：

番茄、芹菜各100克，柠檬汁少许。

做法：

(1) 番茄洗净，去皮，切小块；芹菜洗净，切小段。

(2) 将所有原料放入榨汁机中，加凉白开到机体水位线间，接通电源，按下"果蔬汁"启动键，搅打均匀后即可。

营养功效：

番茄和芹菜中含有丰富的维生素A，维生素A可以抑制乳腺对雌二醇的反应，从而起到辅助治疗乳腺增生的作用。这款蔬菜汁可止痛散结，有助促进增生组织恢复。

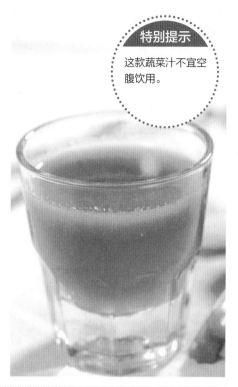

特别提示

这款蔬菜汁不宜空腹饮用。

散结通络

橘核橘络茶

原料：

鲜橘络5克，橘核15克。

做法：

(1) 橘核压碎。

(2) 将橘核碎连同鲜橘络一同放入杯中，冲入适量开水，盖上杯盖闷泡10分钟，代茶饮用即可。

营养功效：

橘络可通经络、舒气、化痰、和血脉，对乳腺增生有很明显的疗效；橘核可理气散结、止痛，主治乳痛乳癖。这款茶能疏肝理气、散结通络，可有效缓解乳腺增生。

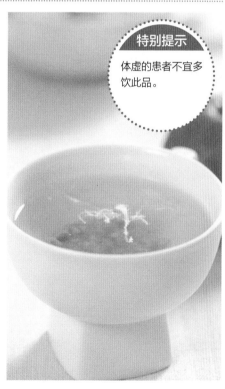

特别提示

体虚的患者不宜多饮此品。

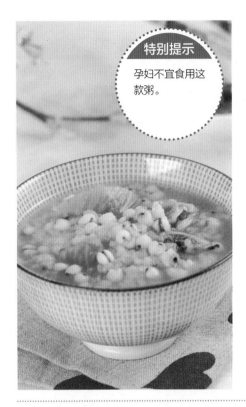

特别提示

孕妇不宜食用这款粥。

散结理气

无花果菱角薏米粥

原料：

无花果5枚，菱角粉、大米各30克，薏米50克。

做法：

(1) 薏米、大米淘洗干净；无花果洗净，切块。

(2) 锅中加适量清水烧开，放入大米、薏米和无花果块煮粥，煮至浓稠时加入菱角粉搅匀即可。

营养功效：

薏米可散结、利水、健脾、除痹；无花果可健胃、消肿、理气。这款粥可散结理气、解毒健脾，可改善乳腺增生症状。

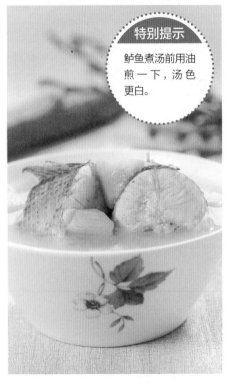

特别提示

鲈鱼煮汤前用油煎一下，汤色更白。

通络益气

丝瓜鲈鱼汤

原料：

中等大小鲈鱼1条，丝瓜2根，植物油、料酒、姜末、盐各适量。

做法：

(1) 鲈鱼收拾干净，切块，用料酒腌渍15分钟；丝瓜去皮，洗净，切块。

(2) 油锅烧热，将鲈鱼块两面煎至金黄色，放入砂锅，加姜末、适量温水，煮沸后转小火煮至汤呈奶白色，放入丝瓜块煮10分钟，加盐调味即可。

营养功效：

丝瓜具有行气通络、化瘀散结的功效，对防治乳腺增生有益；鲈鱼富含不饱和脂肪酸以及多种矿物质，可促进乳房健康。这款汤具有益气血、通经络的功效，有利于乳腺增生的恢复。

行气活血

西蓝花胡萝卜木耳汤

原料：

西蓝花150克，胡萝卜50克，水发木耳25克，葱花、鸡高汤、植物油、盐各适量。

做法：

(1) 西蓝花洗净，掰成小朵；胡萝卜洗净，切片；木耳去蒂，洗净。

(2) 汤锅置火上，倒入植物油烧热，炒香葱花，放入胡萝卜片和木耳翻炒均匀，淋入鸡高汤，大火烧开后转小火煮5分钟。

(3) 在锅中下入西蓝花略煮，加盐调味即可。

营养功效：

　　胡萝卜可行气化滞、补肝明目；木耳可活血止血、补气益智；与西蓝花同食可起到行气活血、化滞补肝的作用，有助缓解乳腺增生的不适症状。

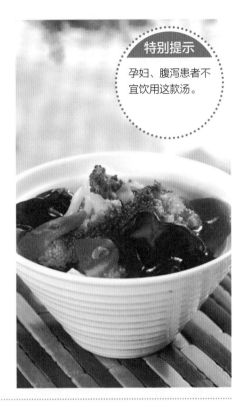

特别提示

孕妇、腹泻患者不宜饮用这款汤。

缩小肿块

海带炖排骨

原料：

干海带50克，猪排骨500克，葱花、姜片、盐各适量。

做法：

(1) 海带泡发，洗净，切段；猪排骨洗净，切块，入沸水锅中去血水。

(2) 将海带段和排骨段、姜片一起放入砂锅，加适量清水煮至烂熟，用盐调味，撒上葱花即可。

营养功效：

　　海带具有软坚、消瘿瘤结核、攻寒热痰疝、通噎膈等功效，同时有助于纠正内分泌失调，消除乳腺增生的隐患。这款汤可软坚散结，有助于乳腺增生的肿块消退、疼痛消除。

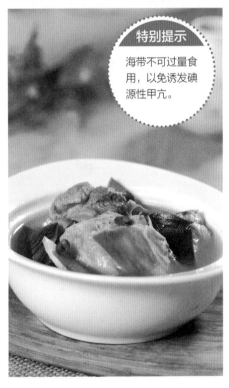

特别提示

海带不可过量食用，以免诱发碘源性甲亢。

乳腺炎

乳腺炎是指乳腺的急性化脓性感染，临床表现为产褥期发热，乳房局部肿胀疼痛。检查乳房发现界限不清，肿块明显触痛，表面皮肤红、热，炎症继续发展进而形成脓肿，腋下淋巴结肿大，白细胞计数明显增高，感染严重者还可并发败血症。

饮食原则

一、坚持清淡饮食，油腻食物、辛辣食物、燥热食物进入人体后会生热化火，导致病情加重。

二、忌食发物，羊肉、狗肉、猪头肉、海蟹属于发物，患有乳腺炎者不宜食用这类食物，以免加重病情。

三、多吃新鲜的蔬果，比如黄瓜、绿豆、鲜藕、番茄、香蕉等。

四、多吃清热散结、通乳的食物，比如鲫鱼、黄花菜、丝瓜等。

五、戒烟戒酒。

✔ 宜吃食材

香蕉、苹果、西瓜、梨、葡萄、石榴、杨梅、菠萝、樱桃、猕猴桃、无花果、橘子、黄瓜、冬瓜、青菜、苦瓜、丝瓜、莲藕、胡萝卜、番茄、空心菜、茄子、白菜、小白菜、银耳、木耳、香菇、海带、瘦猪肉、兔肉、薏米、红豆、绿豆、豆制品、菊花、蒲公英、鱼腥草、马齿苋、覆盆子、金银花等。

✘ 不宜吃食材

荔枝、肥猪肉、牛肉、羊肉、狗肉、黑鱼、鲤鱼、鲇鱼、墨鱼、带鱼、乌贼鱼、海虾、海鳗、螃蟹、猪油、奶油、黄油、香菜、辣椒、胡椒、芥末、鸭汤、鸡汤、油条、油炸蚕豆、冷饮、咖啡、浓茶、烈酒等。

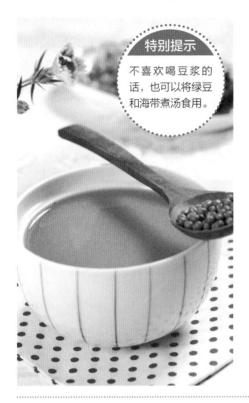

特别提示

不喜欢喝豆浆的话，也可以将绿豆和海带煮汤食用。

软坚散结，清热解毒

绿豆海带豆浆

原料：

绿豆60克，水发海带30克。

做法：

(1) 绿豆浸泡4～6小时，洗净；海带洗净，切碎。

(2) 将绿豆、海带碎放入豆浆机中，加凉白开到机体水位线间，接通电源，按下"五谷豆浆"启动键，20分钟左右豆浆即可做好。

营养功效：

绿豆煮食，可消肿下气、清热解毒、消暑止渴；海带具有软坚、散结、消炎、平喘、利水、祛脂降压等功效，尤其适合乳腺炎、乳腺增生者食用。这款豆浆可有效减缓乳腺炎的症状，还可以抗辐射、提高身体免疫力。

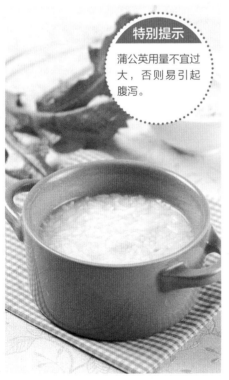

特别提示

蒲公英用量不宜过大，否则易引起腹泻。

解热毒，消痈肿

蒲公英粥

原料：

鲜蒲公英30克，糯米50克，冰糖适量。

做法：

(1) 将鲜蒲公英洗净，入锅煎取浓汁，取汁约200毫升。

(2) 锅中放入淘净的大米，加入蒲公英煎汁与适量清水，熬煮成粥，加适量冰糖，温服。

营养功效：

蒲公英可清热解毒、消痈散结；糯米具有补中益气、健脾养胃的功效。两者同食可解热毒、消痈肿，适用于急性乳腺炎及疔疮肿毒初起阶段。

辅助治疗急性乳腺炎

蒲公英金银花粥

原料：

蒲公英60克，金银花30克，大米100克。

做法：

(1) 蒲公英、金银花冲洗干净，放入锅中，水煎取汁。

(2) 大米淘净，倒入锅中，加适量清水，再加入蒲公英、金银花的煎汁煮至粥熟即可。

营养功效：

　　金银花具有清热解毒、抗炎等功效；与蒲公英同食可增强清热解毒的作用，尤其适合急性乳腺炎患者食用，可以有效改善症状。

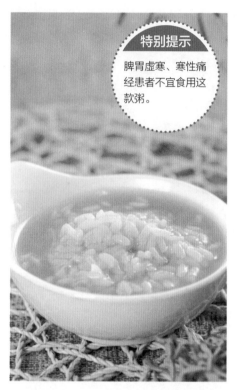

特别提示

脾胃虚寒、寒性痛经患者不宜食用这款粥。

活血通络

木耳丝瓜汤

原料：

水发木耳150克，丝瓜100克，植物油、姜末、盐各适量。

做法：

(1) 水发丝瓜去皮，去蒂，洗净，切滚刀块；木耳去蒂，洗净，撕成小朵。

(2) 油锅烧热，炒香姜末，放入木耳翻炒均匀，加适量清水煮沸，转中火煮5分钟；加入丝瓜块，续煮8分钟，加盐调味即可。

营养功效：

　　丝瓜具有清热解毒、通经络、行血脉、抗癌等功效；木耳可止血止痛、补血活血。两者同食可起到活血通络、行气止痛的作用。

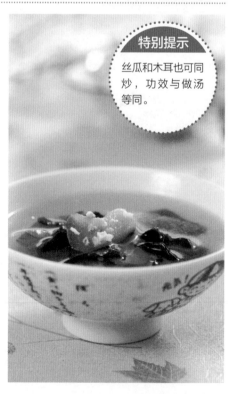

特别提示

丝瓜和木耳也可同炒，功效与做汤等同。

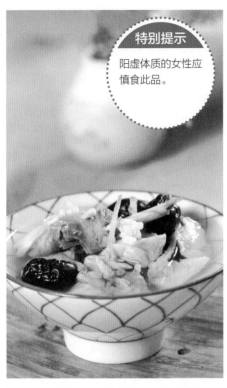

特别提示

阳虚体质的女性应慎食此品。

解毒，清热

红枣炖兔肉

原料：

红枣50克，鲜兔肉200克，姜丝、蒜末、料酒、酱油、盐、白糖、香油、植物油各适量。

做法：

(1) 将鲜兔肉洗净，切块；红枣洗净，去核。

(2) 锅内留植物油少许，放姜丝、料酒、酱油、盐、白糖、兔肉块，翻炒入味后，加红枣和清水，加盖，小火焖至熟烂；再加蒜末稍焖，淋香油，出锅即可。

营养功效：

　　兔肉性凉，具有清热解毒、滋阴凉血、润燥祛火等功效，是清热消炎的好食材。这款菜不仅可以缓解乳腺炎症状，还可以为乳腺炎患者补充蛋白质、B族维生素、卵磷脂、钙等多种营养物质。

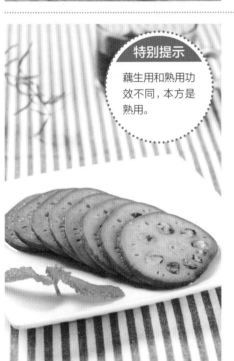

特别提示

藕生用和熟用功效不同，本方是熟用。

清热解毒，消炎利水

绿豆灌藕

原料：

绿豆2大匙，莲藕2节，糖浆适量。

做法：

(1) 绿豆淘净，用清水浸泡1小时，沥干；莲藕洗净。

(2) 将绿豆塞入莲藕孔中，放入锅中，加水盖满材料，大火煮沸后转中火煮约30分钟后捞出。

(3) 待凉后切厚片，淋上糖浆，冰镇后吃更爽口。

营养功效：

　　绿豆具有良好的清热解毒、消暑利尿功效；莲藕熟食可起到补益脾胃、益血生肌的作用。此品可清热解毒、消炎利水，能够改善乳腺红肿疼痛的症状。

乳腺囊肿

哺乳期乳汁排出不畅，导致乳汁在乳内积存，形成乳内肿物，这就是乳腺囊肿，又称乳汁淤积症，常被误诊为乳腺肿瘤。哺乳习惯不良、哺乳期内其他乳腺疾病未愈都可引起乳腺囊肿，如果细菌侵入引起感染，则会导致急性乳腺炎或乳腺脓肿。

饮食原则

一、改变饮食结构，少吃富含油脂的食物，比如动物油、动物内脏、西式快餐、点心、蛋糕等，以免加重内分泌紊乱；少吃甜食，预防肥胖，将体重控制在合理范围。

二、尽量避免食用含有雌激素的食物、药物，比如雌激素喂大的鸡、避孕药，不使用含有雌激素的美容用品。

三、不吃生冷和辛辣刺激性食物，比如雪糕、刨冰、冰镇饮料、辣椒等。

四、不吃热性的食物，比如小茴香、韭菜、鹿肉、羊肉、狗肉等。

五、多吃海带、牡蛎、橘子等行气散结的食物，多吃新鲜的蔬菜和水果。

六、多吃富含硒元素的食物，比如绿豆、红豆、豆腐、鱼类等，可增强机体免疫力，调节人体内分泌。

✔ 宜吃食材

橘子、橘饼、柚子、橙子、金橘、山楂、胡萝卜、黄花菜、仙人掌、香菇、银耳、猴头菇、海带、牡蛎、绿豆、红豆、黑豆、黄豆、豆腐、全麦面粉等。

✘ 不宜吃食材

荔枝、韭菜、肥猪肉、肉皮、雀肉、狗肉、羊肉、鹿肉、熊掌、螃蟹、猪油、牛油、奶油、辣椒、花椒、胡椒、丁香、小茴香、芥末、桂皮、烧烤、腌腊食物、烟熏食物、油炸食品、西式快餐、膨化食品、蛋糕、冷饮、烟酒等。

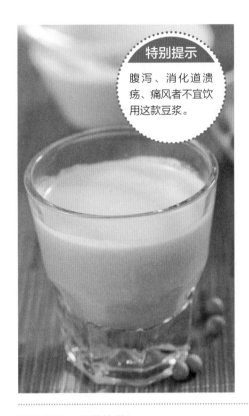

特别提示

腹泻、消化道溃疡、痛风者不宜饮用这款豆浆。

缓解胀痛

橘柚豆浆

原料：

黄豆、橘子各60克，柚子30克。

做法：

(1) 将黄豆用清水浸泡3 ~ 4小时，用清水洗净；橘子和柚子去皮、去籽。

(2) 将泡好的黄豆和橘子肉、柚子肉一起放入豆浆机中，加凉白开到机体水位线间，接通电源，按下"五谷豆浆"启动键，20分钟左右豆浆即可做好。

营养功效：

中医认为通过和胃化痰、舒肝理气可缓解乳腺囊肿症状。这款豆浆中的橘子可开胃、理气，柚子可健胃消食、化痰止咳，黄豆所含的异黄酮可调节人体雌激素分泌，能够缓解胀痛。

清热解毒，抑菌抗菌

红豆绿豆汤

原料：

红豆、绿豆各60克，冰糖适量。

做法：

(1) 红豆、绿豆洗净，均浸泡4小时。

(2) 将红豆、绿豆放入锅内，加入适量清水，煮至豆开花，加入冰糖稍煮片刻即可。

营养功效：

红豆和绿豆都具有清热解毒、健脾胃的功效，对多种细菌皆可起到抑制、抵御作用，富含的硒元素则能调节内分泌。这款豆浆可有效防止细菌入侵，避免诱发感染，导致急性乳腺炎、乳腺脓肿。

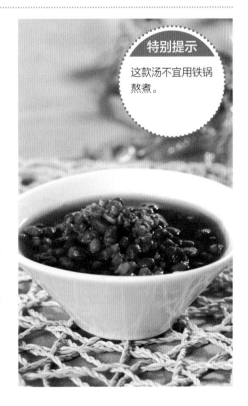

特别提示

这款汤不宜用铁锅熬煮。

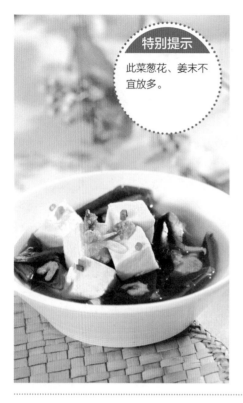

特别提示

此菜葱花、姜末不宜放多。

行气散结，缓解胀痛

海带豆腐汤

原料：

北豆腐200克，干海带50克，虾米10克，植物油、盐、葱花、姜末各适量。

做法：

(1) 海带用温水泡发，洗净，切片；豆腐洗净，切小块；虾米冲净。

(2) 油锅烧热，煸香姜末、葱花，放入豆腐块、海带片、虾米，加入适量清水，大火煮沸，加入盐，转小火炖10分钟即可。

营养功效：

海带具有软坚化痰、祛湿止痒、清热行水等功效；豆腐所含的异黄酮可调节人体雌激素分泌，有助于乳房健康。这款汤可缓解乳腺囊肿症状。

行气活血

爽口仙人掌

原料：

仙人掌50克，柠檬汁20毫升，白醋、纯净水各适量。

做法：

(1) 仙人掌去刺及厚皮，洗净，切成长条，焯熟后冲凉。

(2) 将柠檬汁、白醋、纯净水兑成浸泡汁，放入仙人掌浸泡至入味即可。

营养功效：

仙人掌具有清热解毒、行气活血的功效；柠檬汁可抗菌消炎、调节人体免疫力。这款菜可缓解乳腺囊肿症状、防止病情加重。

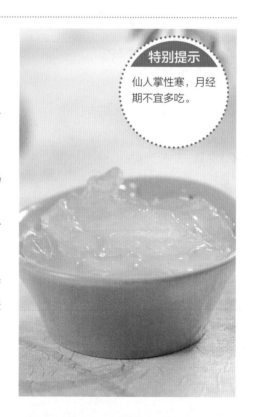

特别提示

仙人掌性寒，月经期不宜多吃。

乳腺癌

乳腺癌是发生在乳腺腺上皮组织的恶性肿瘤，位居女性恶性肿瘤的第1位。乳腺癌中99%的患者为女性，男性仅占1%。原位乳腺癌并不致命，但癌细胞随血液或淋巴液转移到全身后则会危及生命。近年来，我国乳腺癌的发病率出现上升趋势。

饮食原则

一、多吃具有抗癌功效的食物，比如芦笋、红薯、葡萄、海参、菜花、豆制品、茶叶。

二、多吃增强免疫力的食物，比如香菇、山药、猕猴桃、胡萝卜、菠菜、娃娃菜、苹果。

三、多吃新鲜、天然、绿色有机食物，忌食霉变、陈腐、腌渍食物。

四、乳腺癌患者手术后应忌口，忌食生葱蒜、母猪肉、南瓜，辛温、煎炒、油腻等助火生痰的食物也不宜食用。

五、乳腺癌患者术后宜食用补血益气、理气散结的食物，比如菠菜、丝瓜、山楂等；放疗期间易损耗阴津，因此宜食用甘凉滋润的食物，比如枇杷、梨、莲藕、荸荠、绿豆等；化疗时，患者如果出现消化道反应及骨髓抑制现象，宜食用和胃降逆、益气养血的食物，比如白扁豆、大米、鲜榨果汁等。

六、少吃富含油脂的肉类食物，不吃油炸食品、烟熏食品、烧烤食品、腌腊食品、甜食。

七、戒烟、戒酒。

✔ 宜吃食材

葡萄、桑葚、猕猴桃、梨、苹果、山楂、橘子、柚子、荸荠、菱角、莲藕、山药、芦笋、娃娃菜、菠菜、胡萝卜、菜花、西蓝花、丝瓜、猴头菇、木耳、香菇、金针菇、海带、鸭肉、鲫鱼、泥鳅、海参、鲍鱼、海蜇、蛤蜊、牡蛎、薏米、红薯、红豆、绿豆、白扁豆、豆制品、灵芝、人参、茶叶等。

✘ 不宜吃食材

肥猪肉、母猪肉、腊肉、香肠、咸鱼、熏鱼、黄油、牛油、奶油、辣椒、桂皮、油炸食品、膨化食品、西式快餐、烧烤、冷饮、甜饮料、咖啡、烟酒等。

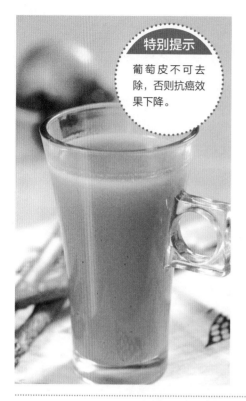

特别提示

葡萄皮不可去除，否则抗癌效果下降。

抗癌，强身

葡萄苹果芦笋汁

原料：

葡萄50克，苹果80克，芦笋200克。

做法：

(1) 葡萄洗净，去核；苹果洗净，去皮，切小块；芦笋洗净，切小段。

(2) 将上述食材倒入全自动豆浆机中，加入少量凉白开，按下"果蔬汁"键，搅打均匀后倒入杯中即可。

营养功效：

　　葡萄皮中富含白藜芦醇，可防止健康细胞癌变，阻止癌细胞扩散；苹果营养丰富，可调节胃肠功能、防癌；芦笋富含天冬酰胺、硒、钼、铬、膳食纤维等营养素，具有调节机体代谢、提高身体免疫力、防癌抗癌的功效。这款果汁可防癌抗癌。

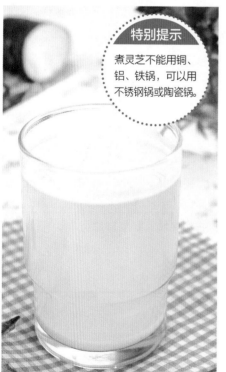

特别提示

煮灵芝不能用铜、铝、铁锅，可以用不锈钢锅或陶瓷锅。

防癌抗癌

灵芝山药饮

原料：

灵芝片25克，山药50克。

做法：

(1) 山药洗净，去皮后切成小块；灵芝片洗净。

(2) 将灵芝片与山药块一起放入锅中，加适量水煮至山药熟烂，取汁饮用。

营养功效：

　　山药能抑制肿瘤细胞增殖，是一种防癌抗癌的佳蔬良药；灵芝具有补养气血、抗癌的功效。这款饮品具有防癌抗癌的功效，可有效防止细胞癌变或抑制恶性肿瘤的增长。

全面提升免疫力

人参蛤蜊汤

原料：

蛤蜊12枚，人参片、枸杞子各15克，葱末、盐、米酒各适量。

做法：

(1) 蛤蜊收拾干净；人参片、枸杞子洗净。

(2) 锅中倒入适量清水煮沸，放入人参片煮约5分钟，加入蛤蜊，大火煮沸，稍后加入枸杞子、葱末、盐、米酒，稍煮即可。

营养功效：

　　人参可补五脏、定魂魄、除邪气，对于体弱的癌症患者不但能改善症状，而且具有一定程度的抗癌作用；蛤蜊具有滋阴润燥、软坚散结的功效，所含的蛤素可抑制肿瘤生长。这款汤可刺激白细胞分裂，提高循环系统的工作效率，全面提升免疫力。

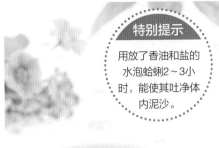

特别提示

用放了香油和盐的水泡蛤蜊2～3小时，能使其吐净体内泥沙。

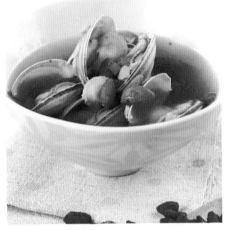

补虚损

猴头菇炖鸡翅

原料：

猴头菇30克，鸡翅200克，植物油、葱花、酱油、盐各适量。

做法：

(1) 猴头菇用清水泡发，洗净，撕成条；鸡翅洗净。

(2) 油锅烧热，炒香葱花，放入猴头菇条和鸡翅翻炒均匀，加少许酱油和适量清水，大火煮沸后转小火炖至鸡翅烂熟，加盐调味即可。

营养功效：

　　猴头菇可助消化、和五脏、补虚损，癌症手术后及化疗患者食用可增强免疫力。这款菜有助乳腺癌患者强身健体。

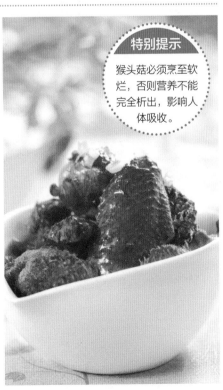

特别提示

猴头菇必须烹至软烂，否则营养不能完全析出，影响人体吸收。

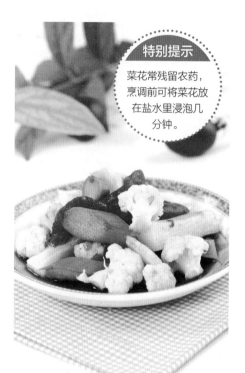

特别提示

菜花常残留农药，烹调前可将菜花放在盐水里浸泡几分钟。

减轻化疗副作用

山药烩菜花

原料：

山药300克，菜花、芦笋、番茄各150克，高汤、姜片、香油、盐各适量。

做法：

(1) 番茄洗净，去皮，切块；山药去皮，切成条；芦笋洗净，切段；菜花洗净，切小朵。

(2) 将山药条、菜花、芦笋段、番茄块、姜片放入高汤中煮15分钟，关火，食用前加入香油、盐调味即可。

营养功效：

菜花中含多种吲哚衍生物，这些化合物能降低人体内的雌激素水平，有效预防乳腺癌；菜花还含有莱菔素，能防止多种癌症。此品可减轻乳腺癌患者的化疗副作用。

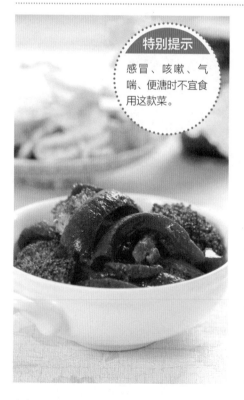

特别提示

感冒、咳嗽、气喘、便溏时不宜食用这款菜。

抗癌，提高免疫力

西蓝花烧海参

原料：

水发海参300克，西蓝花200克，猪瘦肉100克，姜丝、葱花、酱油、香油、盐、白糖、水淀粉、植物油各适量。

做法：

(1) 西蓝花洗净，切成小朵，焯熟；猪瘦肉洗净，切丝，用酱油和水淀粉腌渍入味；海参在开水中煮5分钟。

(2) 油锅烧热，爆香葱花、姜丝，加盐、白糖、酱油及海参，烧5分钟，放入猪瘦肉丝和西蓝花再烧至熟，淋上香油即可。

营养功效：

西蓝花富含维生素A、维生素C、硒，防治胃癌、乳腺癌的效果尤为显著。海参可抑制某些人类癌细胞的生长和转移。这款菜可防癌抗癌。

4 Chapter

子宫及附件——
守卫女性的秘密花园

女人一生要经历的"经带胎产"都与秘密花园——子宫息息相关，照顾好子宫，让体内激素分泌正常，可以轻松获得健康和美丽！现代女性工作压力大、生活紧张，一不小心就会让子宫面临病痛困扰，痛苦不已。这一章，让我们一起学习如何养护子宫，让自己如花般绽放！

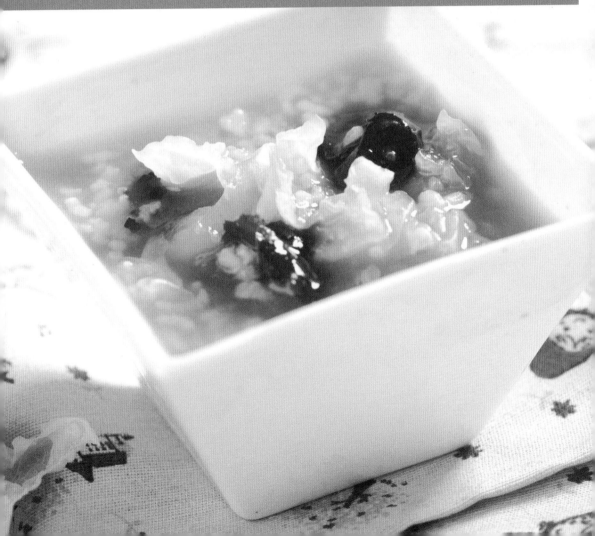

痛经

月经前或行经前后发生下腹疼痛，甚至放射至腰骶部，以致影响日常生活及工作，称为痛经。痛经是一种常见的妇科疾病，严重影响女性的身心健康，需要积极治疗。

饮食原则

一、饮食宜清淡、易消化，同时不宜吃得过饱。

二、避免进食生冷、刺激性食物，这些食物可刺激子宫、输卵管收缩，从而诱发或加重痛经。

三、少吃含咖啡因的食物，比如咖啡、茶、巧克力，以免导致神经紧张、刺激小肠，带来经期不适。

四、痛经应禁饮烈性酒，经期饮酒不仅会加重水肿，还会造成经量过多。

五、多吃富含钙、钾及镁的食物，可缓解痛经。

六、多吃润肠通便的食物，以免发生便秘，加重痛经。

✔ 宜吃食材

桂圆、红枣、荔枝、桑葚、石榴、山楂、樱桃、桃、苹果、菠菜、芹菜、胡萝卜、油菜、土豆、南瓜、牛肉、乌鸡、鸡蛋、花生、开心果、银杏、益母草、陈皮、当归、田七、米酒、红糖等。

✘ 不宜吃食材

柿子、梨、西瓜、猕猴桃、苦瓜、黄瓜、冬瓜、番茄、竹笋、茭白、荸荠、海带、螃蟹、田螺、辣椒、凉拌菜、巧克力、冰激凌、冰镇饮料、汽水、烈性酒、浓茶、咖啡等。

理气，止痛，暖宫

荔枝石榴汁

原料：

荔枝200克，石榴150克，蜂蜜适量。

做法：

(1) 荔枝去皮、去核；石榴去皮。

(2) 将所有食材放入榨汁机中，加凉白开到机体水位线间，接通电源，按下"蔬果汁"启动键，搅打均匀后倒入杯中即可。

营养功效：

　　荔枝和石榴皆性温，荔枝具有养血生津、理气止痛等功效，石榴可生津止渴、消食解毒、止泻止血，两者同食对于宫寒导致的痛经有一定的食疗效果。

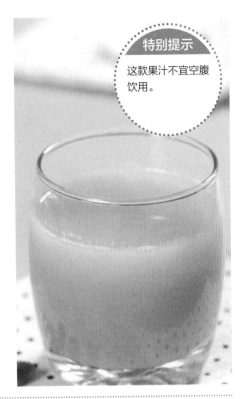

特别提示

这款果汁不宜空腹饮用。

活血调经

油菜粥

原料：

油菜150克，大米100克，盐少许。

做法：

(1) 油菜择洗干净，切细；大米淘净。

(2) 将大米放入锅中，加适量清水煮粥，待粥快熟时放入油菜，煮至粥熟，加盐调味即可。

营养功效：

　　油菜不仅营养丰富，而且还具有行滞活血、消肿解毒的功效。这款粥可活血化瘀，适合痛经伴经血中有血块者食用。

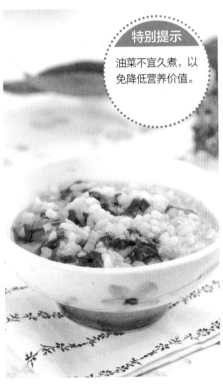

特别提示

油菜不宜久煮，以免降低营养价值。

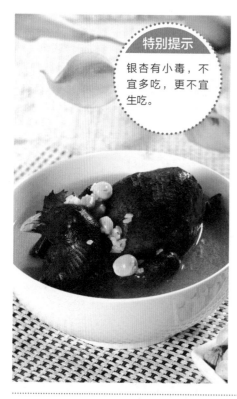

特别提示

银杏有小毒，不宜多吃，更不宜生吃。

祛瘀止痛

银杏乌鸡汤

原料：

乌鸡1只，银杏6枚，莲子肉10克，糯米20克，盐适量。

做法：

(1) 乌鸡宰杀，去毛、内脏，洗净；莲子肉、糯米洗净；银杏剥壳，去外皮。

(2) 将银杏、莲子肉、糯米装入鸡腹腔内。

(3) 封口后，放至炖盅内并加盖，隔水用小火炖约2小时，至鸡熟烂，加盐调味即可。

营养功效：

乌鸡具有活血调经、抗衰防老等功效，是滋补身体的好食材；莲子可养血安神；银杏具有消毒杀虫、止白带、祛斑平皱等功效。这款汤可起到温经养血、祛瘀止痛的功效。

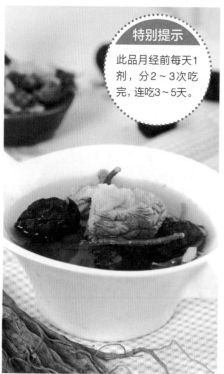

特别提示

此品月经前每天1剂，分2~3次吃完，连吃3~5天。

调经止痛

当归牛肉汤

原料：

牛肉（肥瘦）500克，当归40克，红枣60克，盐少许。

做法：

(1) 牛肉（肥瘦）去除血水，洗净，切块；当归、红枣分别洗净，红枣去核。

(2) 将牛肉块、当归、红枣一起放入锅内，加适量清水，大火煲沸后转小火煲2~3小时，加盐调味即可。

营养功效：

当归可调经止痛、补血活血；红枣可补气养血；牛肉可补血养虚、壮健身体。这款汤具有温经散寒、活血理虚、调经止痛的功效，适用于月经不调、痛经等病症。

预防痛经

菠菜海米鸡蛋汤

原料：

菠菜150克，海米15克，鸡蛋1个，盐、葱末、香油各适量。

做法：

(1) 菠菜择洗干净，焯水，切段；海米洗净，泡软；鸡蛋磕入碗中，打散。

(2) 汤锅置火上，倒入适量清水烧开，淋入鸡蛋液搅成蛋花，下入海米和菠菜，加盐、葱末、香油调味即可。

营养功效：

菠菜含有丰富的膳食纤维，可预防因便秘诱发的痛经；海米富含钙、镁，可有效缓解痛经。这款汤可补血养血、活血。

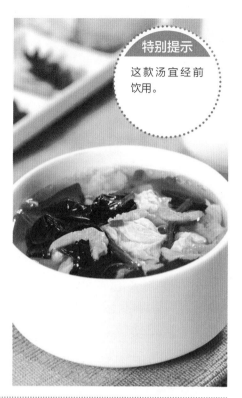

特别提示

这款汤宜经前饮用。

活血化瘀

山楂糖

原料：

山楂、白糖各500克。

做法：

(1) 山楂洗净拍破，去核，放入锅内，加清水适量，重复烧沸取汁3次。

(2) 将3次取得的山楂汁与白糖一起放入锅内煎熬，熬煮至山楂糖液呈透明状时，停火，冷却后即成山楂糖。

营养功效：

山楂具有活血化瘀的作用，是血瘀型痛经患者的食疗佳品。

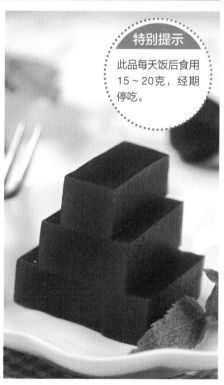

特别提示

此品每天饭后食用15～20克，经期停吃。

闭经

闭经分为生理性闭经和病理性闭经。生理性闭经是女性经历妊娠期、哺乳期、绝经期后的无月经，属于正常生理现象。病理性闭经是疾病引起的闭经，比如卵巢早衰、甲状腺疾病、长期服用避孕药等。中医理论则认为闭经的病因分为虚证（肾虚或气血两虚）和实证（气滞血瘀、寒凝血瘀）两类。

饮食原则

一、过度消瘦引起的闭经，应科学合理地安排自己的饮食，改变挑食、厌食的坏习惯，适量增加高脂肪、高蛋白、高能量食物的摄入量。

二、体质虚弱引起的闭经，应多吃滋补的食物，比如鸡蛋、牛奶、山药、桂圆、核桃、羊肉等，少吃辛辣刺激性食物。

三、气滞血瘀引起的闭经，应多吃可行气活血的食物，比如萝卜、玫瑰、桃仁、韭菜，少吃导致胀气的食物以及诱发心血管疾病的食物。

四、寒凝血瘀引起的闭经，应多吃温经、祛瘀的食物，比如牛肉、羊肉、当归、生姜、红糖，忌冷饮。

✔ 宜吃食材

山楂、橙子、橘子、桂圆、红枣、韭菜、洋葱、萝卜、油菜、山药、木耳、瘦猪肉、牛肉、羊肉、乌鸡、墨鱼、虾、海参、鸡蛋、牛奶、黑米、小米、黑豆、黑芝麻、板栗、核桃、莲子、枸杞子、当归、玫瑰、桃仁、红酒、红糖等。

✘ 不宜吃食材

苦瓜、肥猪肉、鹅肉、螃蟹、田螺、奶油、味精、鸡精、糯米糕点、油炸食品、巧克力、甜点、冰激凌、冰镇饮料、冷饮等。

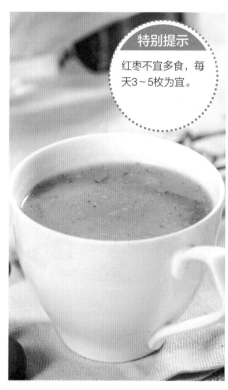

特别提示

红枣不宜多食，每天3~5枚为宜。

补血益气

红枣莲子汁

原料：

红枣20克，莲子15克，桂圆10克，生姜汁、红糖各适量。

做法：

(1) 红枣洗净，去核，切碎；桂圆洗净，去外壳和核；莲子洗净。

(2) 将红枣、桂圆、莲子放入豆浆机中，加适量生姜汁及凉白开到机体水位线间，接通电源，按下"果蔬汁"键，搅打均匀后倒入杯中，加红糖调味即可。

营养功效：

红枣具有补中益气、养血安神、缓和药性等功效；莲子可补脾止泻、益肾涩精。这款饮品可有效改善气血两虚症状，对闭经有一定的调理作用。

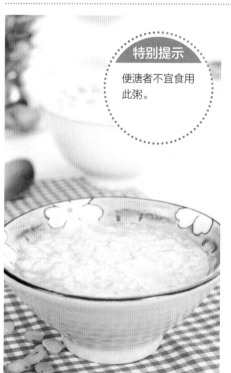

特别提示

便溏者不宜食用此粥。

活血化瘀

桃仁粥

原料：

桃仁10克，大米70克。

做法：

(1) 桃仁挑净杂质，洗净浮尘，放入盛器中捣成泥；大米淘洗干净。

(2) 锅置火上，倒入适量清水烧开，下入大米和桃仁泥，大火烧开后转小火煮成米粒烂熟的稀粥即可。

营养功效：

桃仁具有活血祛瘀、润肠通便、止咳平喘的功效，对于闭经、痛经有良好的治疗效果。这款粥尤其适合血瘀型闭经者食用。

温补气血，补肾祛寒

山药红枣炖羊肉

原料：

羊肉（瘦）300克，山药、枸杞子、红枣、桂圆肉各20克，姜片、盐、料酒、植物油各适量。

做法：

(1) 将瘦羊肉洗净，切块；山药洗净去皮，切块；枸杞子、桂圆肉、红枣洗净。

(2) 锅加植物油烧至七成热，放入羊肉块、姜片翻炒，加入料酒和适量清水煮沸。

(3) 将羊肉汤移至砂锅内，加入山药块、红枣、桂圆肉、枸杞子，煮至羊肉块熟烂，加适量盐调味即可。

营养功效：

　　羊肉可温中补虚、祛寒暖身，山药、枸杞子可补肾益精，红枣、桂圆可补气养血。这款菜对肾虚、气血两虚、寒凝血瘀导致的闭经皆有食疗效果。

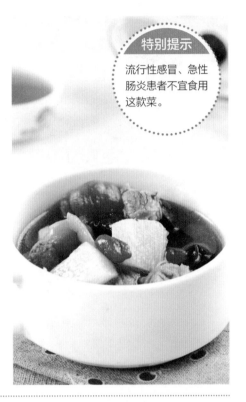

特别提示

流行性感冒、急性肠炎患者不宜食用这款菜。

活血化瘀，补肾行气

韭菜炒虾仁

原料：

韭菜200克，虾仁100克，黄豆芽50克，植物油、盐各适量。

做法：

(1) 把韭菜择洗干净，切成长段；将虾仁清洗干净，把多余的水分挤出去；黄豆芽洗净，放入开水中烫熟，盛起留用。

(2) 油锅烧热，把虾仁放入锅内先炒一下，随后将韭菜段、黄豆芽、盐放入锅内翻炒至熟即可。

营养功效：

　　韭菜可活血化瘀、导滞行气；虾仁可补肾壮阳、养血固精。这款菜适合肾虚、气滞血瘀、寒凝血瘀的闭经者食用。

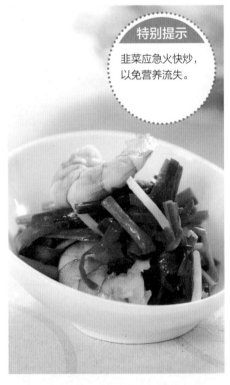

特别提示

韭菜应急火快炒，以免营养流失。

月经量过多

一般情况下，成年女性每个月经周期出血量为30～50毫升。连续数个月经周期中出血量超过80毫升，但月经间隔时间及出血时间皆规则，称为月经量过多，应及时治疗。

🍲 饮食原则

一、气虚型表现为月经来量多、色淡红，应多吃健脾益气的食物，比如鱼肉、鸡肉、菌类、坚果等，少吃油腻的、不好消化的食物。

二、血热型表现为月经来量多、色鲜红或深红，应多吃凉血止血的食物，比如雪梨、苦瓜、丝瓜、芦笋、鸭肉，少吃燥热、辛辣的食物。

三、血瘀型表现为月经来量多或有小血块，应多吃些行气活血的食物，比如山楂、玫瑰、黑豆等，少吃零食，多喝水，可缓解症状。

四、月经量过多会诱发贫血，因此应积极食疗、预防贫血，多吃含铁丰富的食物，比如猪肝、猪血。

✔ 宜吃食材

梨、西瓜、红枣、甘蔗、山楂、葡萄、莲藕、黄花菜、菠菜、油菜、茄子、丝瓜、芦笋、山药、木耳、瘦猪肉、牛肉、鸭肉、猪肝、猪血、鸭血、鲈鱼、鲫鱼、甲鱼、黑豆、芡实、灵芝、人参、党参、太子参、玫瑰、益母草等。

✘ 不宜吃食材

肥猪肉、狗肉、雀肉、鱼籽、蟹黄、猪油、牛油、奶油、辣椒、味精、油炸食品、点心、巧克力、冰激凌、冰块、冰冻西瓜、冰镇饮料、咖啡、烟、酒等。

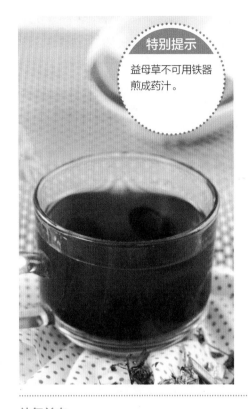

特别提示

益母草不可用铁器煎成药汁。

祛瘀，养血

红枣益母草饮

原料：

益母草20克，红枣20颗，红糖适量。

做法：

(1) 红枣洗净，去核；将益母草、红枣分放于两个碗中，各加650毫升水，浸泡30分钟。

(2) 将泡过的益母草及水倒入砂锅中，大火煮沸，转小火煮30分钟，用双层纱布过滤约得200毫升药液，为头煎；药渣续加500毫升水，煎法同前，得200毫升药液，为二煎。

(3) 合并两次药液，倒入煮锅中，加红枣煮沸，倒入碗中，加入红糖溶化即可。

营养功效：

　　红枣是补中益气、养血安神的优质食材；益母草具有活血调经、清热解毒的功效。两者同食可养血安神、温经散寒、祛瘀止痛。

补气益血

党参瘦肉汤

原料：

党参15克，猪瘦肉150克，枸杞子10克，姜片、盐、香油各适量。

做法：

(1) 党参、枸杞子洗净；猪瘦肉洗净，切块，焯水。

(2) 汤锅置火上，放入党参、猪瘦肉块、姜片，加适量清水，大火烧开后转小火煮至肉块八成熟。

(3) 在锅中放入枸杞子，煮至肉块熟透，加盐和香油调味即可。

营养功效：

　　党参可补中益气、和胃生津；枸杞子可润肺益气、补肾生精；与猪肉同食可起到补气血的作用，改善气虚体质，有助缓解经量过多。

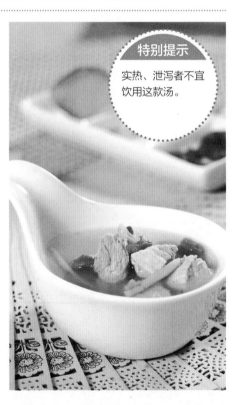

特别提示

实热、泄泻者不宜饮用这款汤。

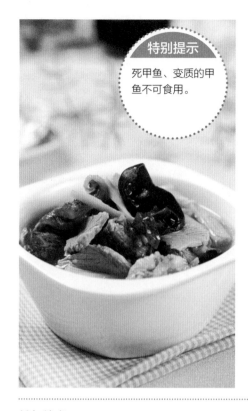

特别提示

死甲鱼、变质的甲鱼不可食用。

滋阴降火，补肾和血

黄花炖甲鱼

原料：

甲鱼1只(约500克)，瘦猪肉200克，黄花菜30克，木耳15克，盐适量。

做法：

(1) 黄花菜、木耳洗净，去蒂；瘦猪肉洗净，切片；甲鱼用热水略烫，切开，去内脏，洗净，切成块。

(2) 将全部食材放入炖盅内，加开水适量，炖盅加盖，隔水炖2小时，加适量盐调味即可。

营养功效：

甲鱼可补阴滋肾、除虚热；黄花菜可清热解毒、养血和血。两者炖食具有滋阴降火、补肾和血的功效，适合阴虚血热型经血过多者食用。

益气补虚

太子参焖蹄髈

原料：

猪蹄髈200克，太子参30克，红枣6枚，冰糖、酱油、葱段、姜片各适量。

做法：

(1) 太子参冲净，入锅浓煎取汁；猪蹄髈洗净，劈开；红枣洗净，去核。

(2) 将猪蹄髈、红枣入锅，加入太子参煎汁及冰糖、酱油、葱段、姜片，大火煮沸后转小火焖至蹄髈熟烂即可。

营养功效：

太子参可益气健脾、补虚润肺；猪蹄髈可和血填精、润肌肤、健腰腿。两者炖食具有养血益气、补虚生津的功效，适合体虚的经血过多者食用。

特别提示

太子参应用砂锅煎成汁，避免使用铁器。

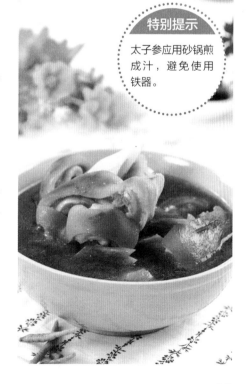

阴道炎

阴道炎是阴道黏膜及黏膜下结缔组织的炎症，属于妇科常见疾病，各年龄段均可发病。在正常生理状态，阴道自身足以防御外界微生物的侵袭，如果阴道的自然防御功能遭到破坏，病原菌便会趁机入侵，进而导致阴道炎。临床上常见的阴道炎有细菌性阴道病、念珠菌性阴道炎、滴虫性阴道炎、老年性阴道炎、幼女性阴道炎。

饮食原则

一、辛辣刺激性食物易生燥热，导致阴道炎症状加重，因此宜少吃。

二、发物易助长湿热，能使外阴瘙痒加重，因此应忌食。

三、油腻食物、高糖食物有助湿增热的作用，导致白带分泌量增加，比如猪油、奶油、甜点，应忌食。

四、吸烟、饮酒都会加重阴道炎症状，应积极戒烟戒酒，含酒精的食物同样不宜食用。

五、多吃新鲜的蔬菜和水果，多喝水，预防便秘，防止合并尿道感染。

六、多吃清热利湿的食物，有助缓解阴道炎症状，比如冬瓜、西瓜、红豆。

✔ 宜吃食材

葡萄、番茄、丝瓜、冬瓜、菠菜、莴笋、荠菜、芹菜、圆白菜、山药、西葫芦、茭白、荸荠、苦瓜、菜花、老鸭、鲤鱼、鱼鳔、酸奶、高粱、薏米、红豆、绿豆、银杏、蜂蜜、马齿苋、车前草、苦参、金银花等。

✖ 不宜吃食材

肥猪肉、狗肉、羊肉、腊肉、带鱼、鲍鱼、虾、螃蟹、猪油、牛油、奶油、辣椒、炒瓜子、炒花生、油炸食品、蛋糕、巧克力、甜点、冰激凌、烟酒等。

消炎，清热，解毒

苦瓜山药汁

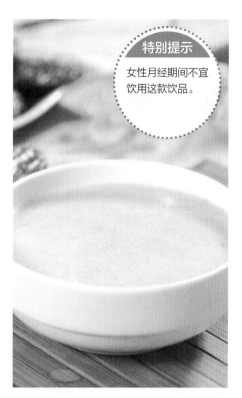

原料：

苦瓜100克，山药50克，牛奶200克，蜂蜜适量。

做法：

(1) 将苦瓜剖开去籽，洗净，切成片；山药去皮，洗净，切成小块。

(2) 将山药块与苦瓜片、牛奶一起放入榨汁机中，榨成浆汁；放入锅中煮沸，关火晾凉，待温再调入蜂蜜拌匀即可。

营养功效：

苦瓜可清热解毒、清心利尿，所含的维生素C具有消炎、提高机体免疫力的作用。这款蔬菜汁能够起到一定的消炎作用，可以改善阴道炎症状。

特别提示

女性月经期间不宜饮用这款饮品。

清热，杀菌，解毒

车前草茶

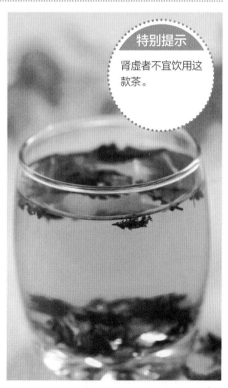

原料：

车前草鲜品50克（或干品15克）。

做法：

(1) 车前草择洗干净，切碎。

(2) 将车前草置入砂锅中，加800毫升水，小火慢煎至300毫升即可饮用。

营养功效：

车前草具有清热、利尿、凉血、解毒等功效，可以有效抑制金黄色葡萄球菌、大肠杆菌、铜绿假单胞菌等多种病菌，阴道炎患者食用可起到一定的辅助治疗作用。

特别提示

肾虚者不宜饮用这款茶。

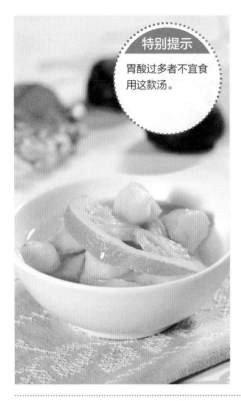

特别提示

胃酸过多者不宜食
用这款汤。

减轻阴道炎症状

柠檬荸荠汤

原料：

荸荠20克，柠檬2片。

做法：

(1) 荸荠洗净，去皮。

(2) 将荸荠与柠檬片一起放入砂锅中，加适量清
水煮约20分钟即可。

营养功效：

荸荠具有清热消炎、消痈解毒、化湿消食、
生津润燥等功效，所含的"荸荠英"能够抑制金
黄色葡萄球菌、铜绿假单胞菌等病菌与病毒，与
柠檬同食可有效减轻阴道炎带来的不适。

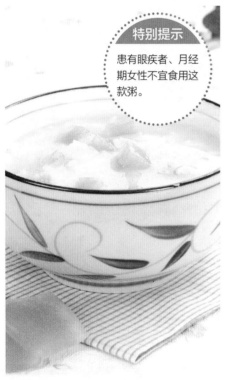

特别提示

患有眼疾者、月经
期女性不宜食用这
款粥。

健脾，清热，利尿

莴笋粥

原料：

莴笋60克，大米100克，盐适量。

做法：

(1) 莴笋洗净，去皮，切小块；大米淘净。

(2) 将大米放入砂锅中，加入适量清水煮粥；待
粥快熟时，放入莴笋块煮约10分钟，加盐调
味即可。

营养功效：

莴笋可清热利尿、利五脏、通经脉；大米可
健脾养胃。两者同食可以防止阴道炎症状加重。

清热解毒，凉血利尿

绿豆马齿苋肉汤

原料：

绿豆、猪瘦肉各150克，马齿苋200克，蒜碎、盐各适量。

做法：

(1) 绿豆洗净，浸泡2小时；猪瘦肉洗净，切成小丁；马齿苋洗净，切成小段。

(2) 砂锅中加适量清水，倒入绿豆煮约15分钟。

(3) 将其他材料倒入砂锅中，续煮约1小时至猪瘦肉软熟，加盐调味即可。

营养功效：

　　马齿苋具有清热解毒、利水去湿、散血消肿的功效；绿豆可清热解毒、消暑利尿。两者同食可清热解毒、止痒止带，适合阴道瘙痒、白带异味、尿急尿痛的阴道炎患者。

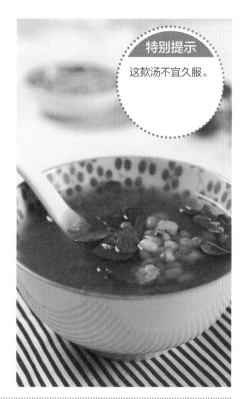

特别提示

这款汤不宜久服。

滋阴补肾，涩精止带

淮山鱼鳔肉汤

原料：

淮山药30克，瘦猪肉250克，鱼鳔15克，盐适量。

做法：

(1) 淮山药、瘦猪肉洗净，切块；鱼鳔用水浸发，洗净，切丝，备用。

(2) 将全部原料放入砂锅中，加适量清水，大火煮沸后转小火煲2小时，加盐调味即可。

营养功效：

　　淮山药可补脾养胃、生津益肺、补肾涩精；鱼鳔可补肾益精、消肿散瘀。两者同食可起到滋阴补肾、涩精止带的作用，可辅助治疗老年性阴道炎。

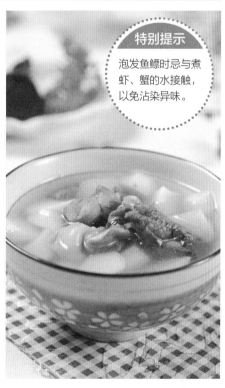

特别提示

泡发鱼鳔时忌与煮虾、蟹的水接触，以免沾染异味。

盆腔炎

女性盆腔生殖器官及其周围的结缔组织、盆腔腹膜发生炎症时，称为盆腔炎，包括子宫炎、输卵管卵巢炎、盆腔结缔组织炎及盆腔腹膜炎，可一处或几处同时发病，是妇女常见病之一，一般分为急性和慢性两种。盆腔炎危害巨大，可导致宫外孕、不孕，影响夫妻生活。除了必要的药物治疗以外，饮食调理也必不可少，错误的饮食则会加重病情。

饮食原则

一、忌吃辛辣刺激性食物，以免加重盆腔充血，导致病情更加严重。

二、不宜食用寒凉食物，避免加重血液瘀滞，使下腹疼痛感加剧。

三、忌吃温补食物，以免加重病情，导致带下黄稠、身热等不适症状。

四、宜多吃些理气散结的食物，比如金橘、山楂、玫瑰，有助缓解病情。

五、急性盆腔炎患者应多饮水，给予半流质饮食。

✔ 宜吃食材

金橘、山楂、苹果、梨、萝卜、西蓝花、小白菜、胡萝卜、菠菜、苦菜、莲藕、山药、海带、紫菜、草鱼、鲫鱼、甲鱼、小麦、薏米、红豆、绿豆、莲子、银杏、桃仁、玫瑰、金银花、蒲公英等。

✘ 不宜吃食材

肥猪肉、狗肉、螃蟹、虾、蛤蜊、牡蛎、猪油、奶油、辣椒、胡椒、咖喱、芥末、糖果、奶油蛋糕、八宝饭、糯米糕团、油炸食品、冰镇饮料、冰激凌等。

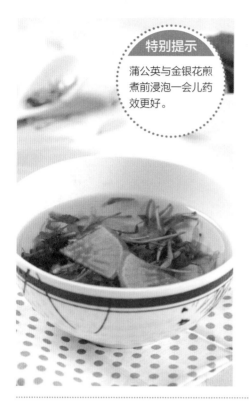

特别提示

蒲公英与金银花煎煮前浸泡一会儿药效更好。

清热，解毒，破淤

苦菜金银莱菔汤

原料：

苦菜100克，金银花、蒲公英各20克，青萝卜200克。

做法：

(1) 青萝卜洗净，切片；苦菜洗净，切小段；蒲公英洗净，切碎；金银花冲净。

(2) 将全部原料一起放入锅中，加适量清水煎煮成汤。

营养功效：

苦菜可消肿、凉血、解毒、破瘀、排脓，可有效缓解盆腔炎症状；金银花对多种细菌及皮肤真菌均有不同程度的抑制作用。这款汤可清热解毒、破瘀抗菌，适合湿热瘀毒型盆腔炎患者食用。

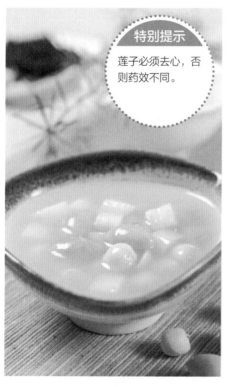

特别提示

莲子必须去心，否则药效不同。

健脾止带

莲子银杏淮山汤

原料：

莲子肉（去心）30克，银杏、淮山药各15克，盐适量。

做法：

(1) 莲子肉用冷水浸泡1小时；银杏剥壳、去外皮；淮山药洗净，去皮，切小方块，清水浸泡备用。

(2) 锅内倒入6碗清水，放入银杏、莲子肉，大火煮沸后转小火煲20分钟；加入山药块续煲20分钟左右，至煲中剩3碗水时，加盐调味即可。

营养功效：

莲子具有补脾止泻、止带涩精、养心安神的功效；山药可助消化、敛虚汗、止泻。两者与银杏同食可健脾止带，适合脾虚带下型盆腔炎患者食用。

清热，除湿

薏米赤豆梨汤

原料：

薏米、赤小豆各50克，干山药15克，梨200克，冰糖适量。

做法：

(1) 梨洗净，去皮，去核，切成小块；薏米、赤小豆洗净，浸泡约1小时；干山药浸泡1小时。

(2) 锅中加适量清水，放入除冰糖以外的所有原料，大火煮沸后转小火熬煮至熟，加冰糖调味即可。

营养功效：

薏米可健脾祛湿、清热排脓，对盆腔炎的治疗和康复均有一定食疗作用，与赤小豆、山药、梨同食能祛湿浊，有助于减少盆腔积液、缩小炎性肿块。

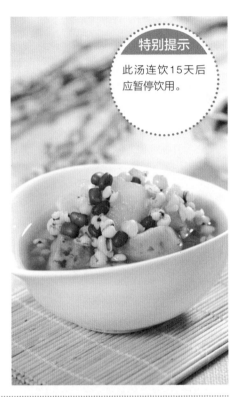

特别提示

此汤连饮15天后应暂停饮用。

理气活血，散瘀止痛

桃仁饼

原料：

桃仁20克，面粉200克，香油30克，植物油适量。

做法：

(1) 桃仁研成细粉，与面粉充分拌匀，加沸水100毫升揉透后冷却。

(2) 将面团擀成长方形薄皮，涂上香油，卷成圆筒形，用刀切成每段30克的小段，擀成圆饼。

(3) 平底锅烧热，倒入适量植物油，放入圆饼烙熟即可。

营养功效：

桃仁具有活血祛瘀、润肠通便、止咳平喘的功效；香油具有润肠通便、解毒补血的功效。两者同食对盆腔炎具有一定的食疗作用，可改善下腹部及小腹两侧疼痛。

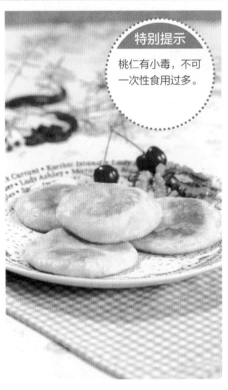

特别提示

桃仁有小毒，不可一次性食用过多。

功能失调性子宫出血

功能失调性子宫出血，简称功血，是指神经内分泌系统功能失调所致的异常子宫出血，表现为月经周期不规律、经量过多、经期延长或不规则出血，是一种常见的妇科疾病，多见于青春期和更年期。功能失调性子宫出血可诱发贫血、继发感染、不孕甚至子宫癌变，需要及时地积极治疗，同时给予饮食调理。

饮食原则

一、不挑食、不偏食，保证营养摄入全面，为卵巢和性腺健康提供充足营养素。

二、饮食宜清淡，忌吃辛辣刺激、寒凉的食物，避免暴饮暴食，以免损伤脾胃。

三、多吃富含蛋白质和铁元素的食物，比如牛肉、猪肝、猪血等，可以有效防治贫血。

四、多吃新鲜的蔬菜和水果，补充多种维生素以及矿物质，有助于预防和改善贫血。

五、戒烟戒酒。

✔ 宜吃食材

红枣、桂圆、樱桃、石榴、胡萝卜、荠菜、韭菜、菠菜、油菜、圆白菜、莲藕、丝瓜、木耳、银耳、瘦猪肉、乌鸡、童子鸡、猪肝、鸡血、鸡蛋、牛奶、黑米、小米、芡实、阿胶、玉米须、当归、三七、人参、红糖等。

✘ 不宜吃食材

柿子、狗肉、辣椒、花椒、胡椒、桂皮、芥末、蒜、油炸食品、烧烤食品、腌制食品、烟熏食品、甜点、糯米点心、冰激凌、汽水、可乐、烟酒等。

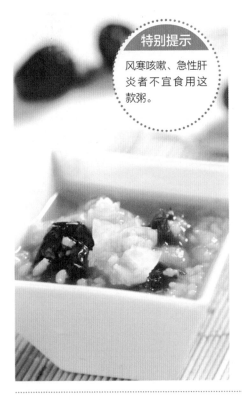

特别提示

风寒咳嗽、急性肝炎者不宜食用这款粥。

补气养血，调节内分泌

银耳红枣粥

原料：

大米100克，水发银耳25克，红枣3枚，白糖10克。

做法：

(1) 木发银耳去蒂，洗净，撕成小朵；红枣洗净，去核；大米淘净。

(2) 锅中加入约1000毫升冷水，将大米、红枣放入，先用大火烧沸，再转小火熬煮至八成熟时加入银耳、白糖，稍煮即可。

营养功效：

红枣可补中益气、养血安神、缓和药性；银耳可补脾开胃、益气清肠、滋阴润肺。两者与大米同食可起到显著的补益气血的功效，有助调节内分泌，对于气血两虚引起的功能失调性子宫出血有很好的食疗效果。

清热，凉血，止血

玉米须荠菜汤

原料：

鲜玉米须50克，荠菜100克。

做法：

(1) 将鲜玉米须、荠菜择洗干净，入砂锅。

(2) 砂锅中加水1000毫升，煎煮至500毫升即可。

营养功效：

玉米须具有凉血止血、益肺宁心、健脾开胃、利水通淋等功效；荠菜可清热、消肿、平肝、止血。两者同食可缓解血热型功能失调性子宫出血症状。

特别提示

腹泻、脾胃虚寒者不宜食用这款汤。

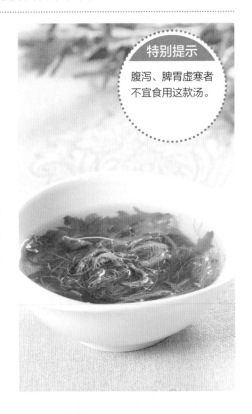

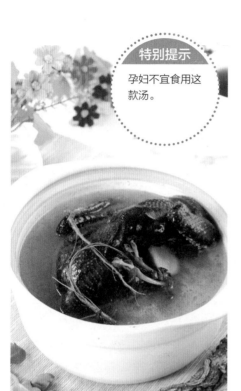

特别提示

孕妇不宜食用这款汤。

活血，补血，止血

当归三七乌鸡汤

原料：

乌鸡1只，当归15克，三七叶20克，姜片、盐各适量。

做法：

(1) 乌鸡收拾干净；当归、三七叶分别洗净。

(2) 将乌鸡、当归、三七叶、姜片一起放入砂锅，大火煮沸后转小火继续煮1小时左右，至鸡肉烂熟，加盐调味即可。

营养功效：

当归可补血活血、调经止痛；三七叶可止血、止痛。两者与乌鸡一起炖食可治疗血瘀型功能失调性子宫出血。

补血益气

黑米鸡肉汤

原料：

黑米100克，鸡肉150克，姜片、盐各适量。

做法：

(1) 黑米洗净，浸泡12小时；鸡肉洗净，切块，用沸水焯一下。

(2) 将黑米与鸡块共同入砂锅，加入姜片和适量清水，隔水蒸炖。

(3) 待鸡肉与黑米烂熟后，加盐调味即可食用。

营养功效：

黑米有"补血米"的美誉，可健脾暖胃、补血益气；鸡肉可益气养血、温中补脾、补肾益精。这款汤可以补益气血，适合气血两虚型功能失调性子宫出血患者食疗。

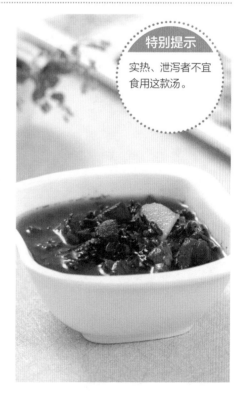

特别提示

实热、泄泻者不宜食用这款汤。

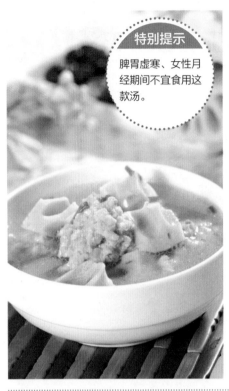

特别提示

脾胃虚寒、女性月经期间不宜食用这款汤。

清热凉血，补脾生津

莲藕肉丸汤

原料：

莲藕250克，瘦猪肉馅100克，鸡蛋1枚，姜片、葱花、淀粉、盐、香油、植物油各适量。

做法：

(1) 莲藕去皮，洗净，切块；鸡蛋取蛋清；瘦猪肉馅加蛋清、淀粉、香油搅打上劲。

(2) 油锅烧热，炒香姜片，倒入适量清水烧开，把猪肉馅挤成丸子小火煮至定型。

(3) 在锅中下入莲藕块，小火煮至莲藕块熟透，加盐调味，撒上葱花即可出锅。

营养功效：

莲藕具有清热、凉血、散瘀、生津、补脾、开胃等功效，对于血热引起的功能失调性子宫出血有很好的调理作用。这款汤可清热凉血、补脾生津。

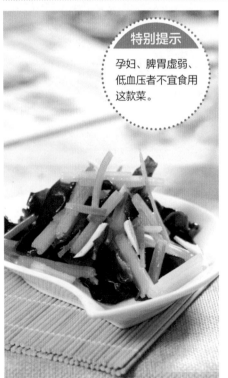

特别提示

孕妇、脾胃虚弱、低血压者不宜食用这款菜。

预防功血引发的贫血

木耳炒芹菜

原料：

芹菜200克，木耳30克，姜片、葱段、蒜片、植物油、盐各适量。

做法：

(1) 芹菜择去黄叶和老丝，洗净，切成段；木耳洗净，泡发透，择去蒂，撕成小朵。

(2) 油锅烧热，放入姜片、葱段、蒜片爆香，随即放入芹菜、木耳，炒至芹菜断生即可。

营养功效：

木耳和芹菜中含有丰富的铁元素，有助于防治缺铁性贫血。这款菜可以起到清热利湿、养血通便的功效，对血热型功能失调性子宫出血有一定的食疗效果。

子宫脱垂

子宫脱垂是指子宫从正常位置沿阴道下降，宫颈外口达坐骨棘水平以下，甚至子宫全部脱出于阴道口以外。患者有腹部下坠、腰酸的不适症状，走路、下蹲时更明显。产生子宫脱垂的原因主要有分娩损伤、营养不良、腹压增高、衰老，因此多见于多产、营养不良和体力劳动的女性。

饮食原则

一、多吃富含优质蛋白质的食物，比如乌鸡、猪瘦肉、鲤鱼、海参。

二、多吃新鲜的蔬菜和水果，预防营养不良和便秘，避免加重脱垂程度。

三、多吃能补中益气、补肾固脱、健脾养胃的食物，比如山药、薏米、芡实。

四、忌多吃寒凉食物，比如螃蟹、田螺、梨、西瓜，以免造成脾胃虚弱、子宫虚冷，进一步加重病情。

五、忌多吃具有滑利作用的蔬菜，比如苦瓜、丝瓜、茭白，这类食物同样会造成脾胃虚弱，导致子宫下滑。

六、忌多吃伤气的食物，比如萝卜、竹笋、茶叶，以免导致气虚，使得子宫无力回缩。

七、忌多吃损伤脾胃的食物，比如油炸食品、咖啡，同时不宜暴饮暴食，同样会使脾胃受损。

✔ 宜吃食材

红枣、南瓜、山药、香菇、牛肉、羊肉、瘦猪肉、乌鸡、猪肚、猪腰、羊腰、鲤鱼、草鱼、鲈鱼、鲫鱼、泥鳅、海参、虾、薏米、黑豆、芡实、莲子、板栗、核桃、人参、何首乌等。

✖ 不宜吃食材

西瓜、梨、柿子、香瓜、哈密瓜、冬瓜、黄瓜、苦瓜、萝卜、竹笋、茭白、牡蛎、甲鱼、螃蟹、蛏子、田螺、辣椒、油炸食品、烧烤食品、糯米糕点、冷饮、咖啡等。

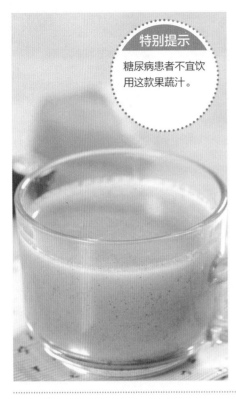

特别提示

糖尿病患者不宜饮用这款果蔬汁。

补中益气，健脾通便

南瓜红枣汁

原料：

南瓜200克，红枣6枚。

做法：

(1) 南瓜洗净，去皮、去籽，切小块，蒸熟；红枣洗净，去核。

(2) 将所有食材放入榨汁机中，加凉白开到机体水位线间，接通电源，按下"果蔬汁"启动键，搅打均匀即可。

营养功效：

　　南瓜和红枣都具有补中益气的功效，同食可补中益气、养血健脾、润肠通便，富含的膳食纤维能够防止便秘加重子宫脱垂程度。这款果蔬汁对于子宫脱垂有很好的食疗效果，有助缓解病情。

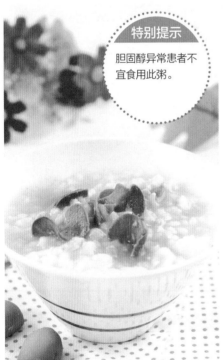

特别提示

胆固醇异常患者不宜食用此粥。

补肾益气

猪腰栗子粥

原料：

大米100克，猪腰90克，栗子肉50克，盐适量。

做法：

(1) 大米淘净；猪腰除筋去膜，洗净，切薄片，用盐抓匀后用水冲净，反复两次；栗子肉切成碎粒。

(2) 锅置火上，倒入适量清水，大火煮沸，倒入大米与栗子肉，转小火熬煮至粥熟，放入猪腰片煮熟，下盐调味即可。

营养功效：

　　猪腰是补肾、强腰、益气的食疗佳品；栗子具有健脾和胃、补益虚损、和中益肾的作用。两者同食可补肾益气，对气虚型和肾虚型子宫脱垂患者都有很好的食疗效果。

补中益气
黑豆核桃蜂蜜汤

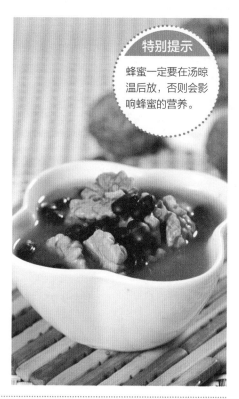

特别提示

蜂蜜一定要在汤晾温后放，否则会影响蜂蜜的营养。

原料：

黑豆80克，核桃仁50克，蜂蜜少许。

做法：

(1) 黑豆洗净，浸泡约4小时。

(2) 锅内加适量清水，放入黑豆、核桃仁，大火煮沸后转小火煮20分钟，离火，晾至温热，加蜂蜜调味即可。

营养功效：

黑豆被誉为"肾之谷"，具有补肾强身、活血利水、解毒润肤的功效；核桃仁可补肾固精、温肺定喘、润肠通便。这款汤适合肾虚型和气虚型子宫脱垂患者食用。

补肾，益气，养血
羊骨羊腰汤

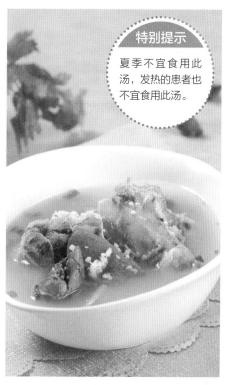

特别提示

夏季不宜食用此汤，发热的患者也不宜食用此汤。

原料：

羊骨500克，羊腰100克，料酒、葱花、姜末、盐、香油各适量。

做法：

(1) 羊骨洗净，放入清水加料酒浸泡30分钟，换水洗净；羊腰洗净，去除膜腺及筋膜，切片，在清水中浸泡30分钟，换水洗净，用料酒腌制10分钟。

(2) 将羊腰片与羊骨放入砂锅，加清水适量，煮沸，去浮沫；加入葱花、姜末、料酒，小火煨1小时，加少许盐和香油即可。

营养功效：

羊腰可生精益血、补肾壮阳；羊骨可补肾益气、养精填髓、强筋壮体。两者同食具有补肾益气、养血补髓、延年益寿等功效。

健脾，固肾

芡实薏米瘦肉汤

原料：

瘦猪肉200克，芡实、薏米各30克，莲子20克，陈皮5克，姜丝、盐各适量。

做法：

(1) 薏米、芡实、莲子洗净后用清水浸泡12小时；瘦猪肉洗净，切大块，焯水撇去血沫；陈皮用温水洗净并泡软，切成细条。

(2) 将所有食材放入锅中，加适量清水煮沸后下瘦猪肉块，小火煮约1小时，放盐调味即可。

营养功效：

芡实可固肾涩精、补脾止泄、利湿健中；薏米可健脾利水、清热排脓、除湿；猪瘦肉可补肾养血、滋阴润燥。这款汤对气虚型、肾虚型子宫脱垂患者均有一定的食疗效果。

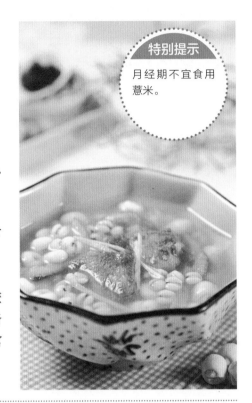

特别提示

月经期不宜食用薏米。

养气，补虚

黄芪牛肉羹

原料：

瘦牛肉100克，黑豆50克，生黄芪10克，制何首乌10克，红枣2枚，葱末、姜末、料酒、盐各适量。

做法：

(1) 黑豆洗净，浸泡2小时；红枣洗净，红枣去核；制何首乌洗净。

(2) 瘦牛肉洗净，切大片，放入锅中加冷水煮开，加料酒，将制何首乌、黑豆、红枣、生黄芪放入汤中用小火煲2小时，加盐、葱、姜末调味即可。

营养功效：

生黄芪甘，微温，归脾、肺经，具有健脾补中，升阳举陷的作用；牛肉可补脾胃、益气血、强筋骨；黑豆、红枣均为补虚好食材。这款羹可固肾、补虚损，适合肾虚型子宫脱垂患者食用。

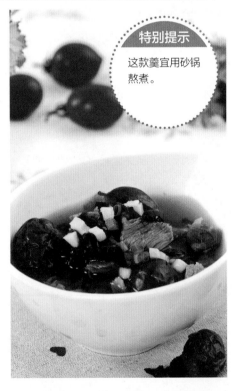

特别提示

这款羹宜用砂锅熬煮。

子宫肌瘤

子宫肌瘤又称纤维肌瘤、子宫纤维瘤，是女性生殖器官中最常见的一种良性肿瘤。多数患者不会出现症状，一般在盆腔检查或超声检查时被发现。有些患者会出现子宫出血、腹部包块及压迫感、疼痛、白带增多等症状。虽然子宫肌瘤属于良性肿瘤，但依然需要及时治疗，以免导致贫血、流产、不孕。

饮食原则

一、饮食宜清淡，忌吃辣椒、胡椒等辛辣刺激性食物，忌吃熏鱼、腊肉、香肠等高盐食物。

二、忌吃发物，比如螃蟹、虾、鳗鱼。

三、忌吃热性食物、含激素食物以及凝血性食物，比如阿胶、蜂王浆、桂圆。

四、宜多吃新鲜的蔬菜和水果，为身体补充多种维生素和矿物质。

五、宜多吃滋补身体的食物，比如鸡肉、鸡蛋、鲫鱼。

六、宜多吃海带、紫菜、裙带菜等海藻类食物。

七、子宫肌瘤手术后应坚持清淡饮食，多喝水，多吃流质、半流质食物，适量增加富含优质蛋白质的食物，饮食不宜太过精细。

八、戒烟戒酒。

✔ 宜吃食材

梨、甘蔗、山楂、茄子、油菜、木耳、海带、紫菜、裙带菜、鸡肉、鲫鱼、绿豆、枸杞子、丹参、桃仁、川芎、红花、当归、益母草等。

✘ 不宜吃食材

桂圆、羊肉、狗肉、虾、螃蟹、辣椒、胡椒、油炸食品、腌腊食品、阿胶、蜂王浆、冷饮、咖啡、酒等。

活血化瘀

草莓山楂枸杞汁

原料:

草莓200克,山楂100克,枸杞子20克,蜂蜜适量。

做法:

(1) 草莓放入淡盐水中浸泡约15分钟,去蒂,洗净,切小块;山楂洗净,去籽,切小块;枸杞子洗净。

(2) 将所有食材放入榨汁机中,加凉白开到机体水位线间,接通电源,按下"果蔬汁"启动键,搅打均匀后即可。

营养功效:

　　山楂可活血化瘀、健胃消食;草莓可补血润肺、健脾利尿;枸杞子可滋补肝肾、明目养血。这款果汁可以改善血瘀体质,适合血瘀引起的子宫肌瘤患者食疗,还可以防治贫血。

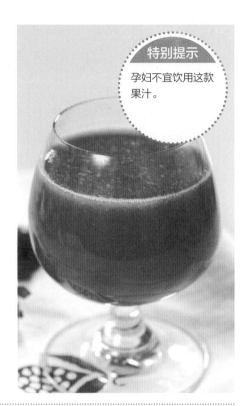

特别提示

孕妇不宜饮用这款果汁。

气血双补

当归川芎芪红粥

原料:

大米100克,鸡汤1000毫升,当归10克,川芎3克,黄芪、红花各5克,米酒适量。

做法:

(1) 将当归、川芎、黄芪用米酒洗后切成薄片,与红花同入纱布袋,扎紧袋口。

(2) 布袋放入锅中,倒入鸡汤和适量清水,煎出药汁,去布袋后,放入大米,大火煮沸后转小火熬煮成粥即可。

营养功效:

　　川芎为"血中气药也,故血虚者宜之",搭配当归、黄芪、红花,使这款粥具有气血双补、祛瘀理气的效果,适合气血两虚的子宫肌瘤患者食疗。

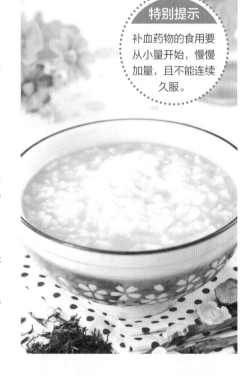

特别提示

补血药物的食用要从小量开始,慢慢加量,且不能连续久服。

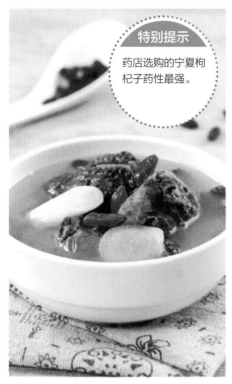

特别提示

药店选购的宁夏枸杞子药性最强。

补虚，益气血

枸杞子乌鸡汤

原料：

乌鸡1只，枸杞子5克，葱段、姜片、盐各适量。

做法：

(1) 乌鸡宰杀去内脏洗净，切大块；枸杞子泡洗干净。

(2) 煲锅内加适量清水煮沸，放入乌鸡块、姜片、葱段，大火煮沸后转小火煲约1小时，加枸杞子续煲10分钟，加盐调味即可。

营养功效：

乌鸡具有补肝肾、益气血、退虚热的良好功效；枸杞子可以增强人体免疫力。两者同食可起到补虚损、益气补血的作用，适合患者手术后滋补身体。

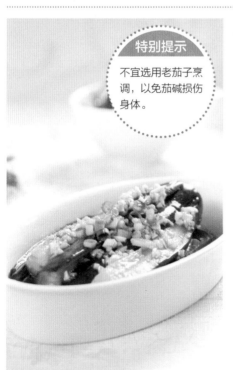

特别提示

不宜选用老茄子烹调，以免茄碱损伤身体。

活血散瘀，消肿止痛

橄榄油蒸茄子

原料：

长条茄子2根，橄榄油、大蒜、葱花、盐各适量。

做法：

(1) 长条茄子洗净，用刀竖着切开3/4（不要切断）；大蒜压成泥，加入盐、橄榄油，搅拌成大蒜汁。

(2) 将茄子平放在盘上，把调好的蒜汁填入茄子的中间；放入蒸屉，蒸20分钟，撒入葱花即可。

营养功效：

茄子具有活血散瘀、清热止血、消肿止痛等功效。这款菜适合血瘀型子宫肌瘤患者食疗，此外其还具有美容养颜、抗衰老、防癌等功效。

流产

流产分为自然流产和人工流产，是指妊娠不足28周、胎儿体重不足1000克时终止妊娠。其中自然流产的发病率占全部妊娠的15%左右。流产对女性的身心伤害是巨大的，流产后可出现盆腔炎、宫颈粘连、闭经、贫血等并发症，甚至会影响以后的生育，导致不孕、习惯性流产等严重后果。

饮食原则

一、补充足量的优质蛋白质，膳食中适量增加肉类、禽类、鱼类、蛋类和豆类食物的比重。

二、多吃新鲜的水果和蔬菜，以补充身体所需营养素，维持内环境的平衡，但应避免食用寒凉的蔬果，比如西瓜、苦瓜。

三、适量限制脂肪摄入，建议流产后一周内脂肪的摄入量应控制在每日80克左右，这样的量既可以满足身体的需求又不会带来身体的不适。

四、适量多喝水，每天少量多次，尽量不要等到口渴再喝，不喝咖啡、茶、甜饮料。

五、多吃富含铁元素的食物，比如动物肝脏、动物血，预防缺铁性贫血。

六、多吃些补气益血的食物调养身体，比如鸡、红枣、红糖。

七、忌吃生冷、辛辣刺激、热性、油腻、难消化的食物。

✔ 宜吃食材

苹果、红枣、桂圆、胡萝卜、菠菜、南瓜、小白菜、香菇、海带、瘦猪肉、鸡肉、牛肉、猪肝、鲫鱼、鲈鱼、海参、猪血、鸭血、鸡蛋、牛奶、小米、黑豆、花生、党参、阿胶、红糖等。

✘ 不宜吃食材

山楂、柿子、西瓜、苦瓜、香菜、榨菜、肥猪肉、狗肉、田螺、螃蟹、蚌肉、腊肉、咸肉、香肠、油炸食品、烧烤食品、辣椒、冰激凌、冰镇饮料、可乐、浓茶、咖啡、白酒等。

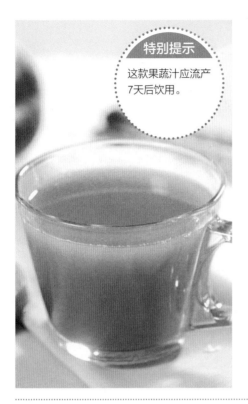

特别提示

这款果蔬汁应流产7天后饮用。

补充流失的多种营养素

胡萝卜苹果汁

原料：

胡萝卜、苹果各100克。

做法：

(1) 胡萝卜洗净，切小块；苹果洗净，去皮，去核，切小块。

(2) 将胡萝卜块、苹果块放入榨汁机中，加凉白开到机体水位线间，接通电源，按下"果蔬汁"启动键，搅打均匀中即可。

营养功效：

流产后身体虚弱，因此易出汗，多汗可导致人体中水溶性维生素流失，苹果和胡萝卜中含有丰富的B族维生素、维生素C等营养素，可以防止因多汗导致的水溶性维生素缺乏。

补血，益气

阿胶鸡蛋粥

原料：

鸡蛋2个，阿胶15克，糯米50克，盐、熟猪油各适量。

做法：

(1) 鸡蛋打入洗净的碗内，用筷子朝着一个方向搅散；糯米洗净，浸泡1小时。

(2) 锅中加适量清水，大火煮沸后倒入糯米，转小火熬煮至粥成；放入阿胶，淋入鸡蛋液，搅匀，续煮两次，第一次煮沸后稍停，等锅中水不沸时再开火煮沸，然后加入熟猪油、盐，再次煮沸即可。

营养功效：

阿胶具有补血止血、滋阴润燥的功效；糯米可补中益气、健脾养胃、止虚汗。这款粥适合大病、术后、产后食疗滋补。

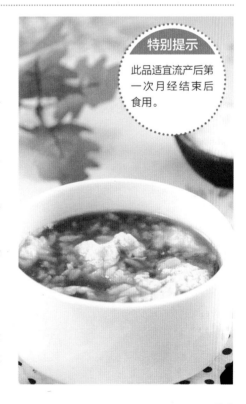

特别提示

此品适宜流产后第一次月经结束后食用。

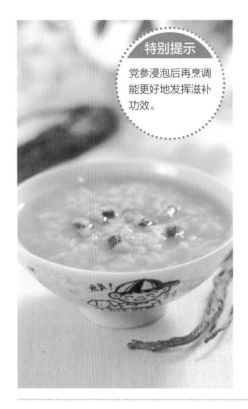

特别提示

党参浸泡后再烹调能更好地发挥滋补功效。

补血益气

党参红糖粥

原料：

大米80克，党参、红糖各10克。

做法：

(1) 党参洗净，浸泡2小时；大米淘净。

(2) 锅中加入适量清水，大火煮沸后放入大米和党参及浸泡水，转小火煮成稠粥，加红糖调味即可。

营养功效：

　党参可补中益气、和胃生津、祛痰止咳；红糖可和中助脾、补血破瘀。这款粥具有补血益气、排毒养颜的功效，适合流产后调理身体食用。

补血，补虚

黑豆海带瘦肉汤

原料：

黑豆60克，水发海带、猪瘦肉各100克，葱末、姜片、植物油、盐各适量。

做法：

(1) 黑豆洗净，用清水浸泡4小时；水发海带洗净，切片；猪瘦肉洗净，切小丁。

(2) 汤锅置火上，倒植物油烧热，炒香姜片，放入猪瘦肉丁翻炒至变色，加黑豆和海带块翻炒均匀。

(3) 在锅中加适量清水，大火烧开后转小火煮至黑豆和瘦肉丁熟透，加盐调味，撒上葱末即可。

营养功效：

　黑豆具有滋肝补肾、活血补血的作用，搭配猪瘦肉一起煲汤，可补血益肾、养心安神、补虚养颜。

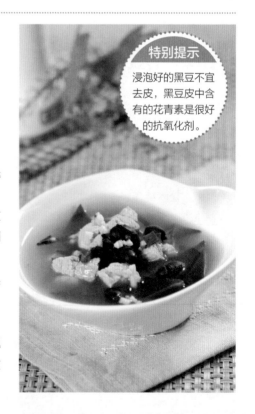

特别提示

浸泡好的黑豆不宜去皮，黑豆皮中含有的花青素是很好的抗氧化剂。

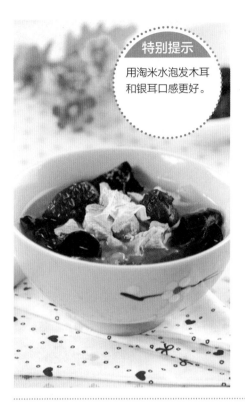

特别提示

用淘米水泡发木耳
和银耳口感更好。

气血双补

红枣木耳猪腱汤

原料：

银耳20克，木耳40克，猪腱肉500克，红枣10枚，姜片、盐各适量。

做法：

(1) 银耳、木耳分别用温水泡发，去蒂，撕成小朵；猪腱肉洗净，去除血水，切大块；红枣洗净，去核。

(2) 砂锅内放适量清水煮沸，倒入除盐以外的所有原料，小火煲1小时左右，加盐调味即可。

营养功效：

红枣有补中益气、养血安神、缓和药性的作用；猪腱肉富含蛋白质和铁元素，可防治缺铁性贫血。这款汤具有气血双补、补虚养身的功效。

补虚，开胃

茄汁鲈鱼片

原料：

鲈鱼肉250克，蛋清半个，植物油、蒜末、葱末、盐、料酒、番茄酱、水淀粉各适量，淀粉少许。

做法：

(1) 鲈鱼肉洗净，切片，加盐、料酒、蛋清、少许淀粉抓匀，在油锅中滑熟，捞出，沥油。

(2) 原锅留底油，炒香蒜末、葱末，加番茄酱翻炒1分钟，淋入水淀粉炒至略稠，下入炸好的鲈鱼片翻炒均匀即可。

营养功效：

鲈鱼富含蛋白质、磷、铁等营养物质，可补五脏、益筋骨、和肠胃。

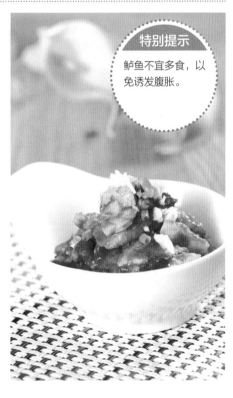

特别提示

鲈鱼不宜多食，以免诱发腹胀。

不孕症

不孕症是指两年中性生活正常，未采取任何避孕措施，却没有成功妊娠，分为原发性不孕和继发性不孕。女性不孕症的主要原因是输卵管阻塞或通而不畅，流产、盆腔感染、子宫内膜异位、输卵管结核等皆可导致输卵管阻塞。中医认为不孕的基本原因是肝、脾、肾三脏功能失调，因此通过药物治疗、饮食调养可大大提升女性的怀孕率。

饮食原则

一、肝郁肾虚型不孕应多吃疏肝益肾的食物，比如枸杞子、黑豆、黑米。

二、气血虚弱型不孕应多吃补气生血的食物，比如红枣、当归、黄芪。

三、血瘀型不孕应多吃活血、通络、化瘀的食物，比如川芎、山楂、木耳。

四、湿热下注型不孕应多吃清热、利湿、通络的食物，比如蒲公英、薏米、鲤鱼、红豆。

五、忌吃冷饮、甜食、油炸食品、咖啡、可乐等损伤脏腑的食物。

六、戒烟戒酒。

✔ 宜吃食材

桑葚、葡萄、红枣、桂圆、山楂、油菜、茄子、木耳、海带、乌鸡、牛肉、鲫鱼、鲤鱼、海参、薏米、黑米、黑豆、红豆、黑芝麻、当归、党参、黄芪、益母草、丹参、佛手、玫瑰、冬虫夏草等。

✘ 不宜吃食材

狗肉、辣椒、油条、焦圈、油炸糕、炸鸡、咸鱼、熏肉、腊肉、香肠、咖啡、可乐、浓茶、冰激凌、甜饮料、甜点、酒等。

活血，通经

丹参红枣粥

原料：

丹参10克，红枣10枚，糯米50克，红糖适量。

做法：

(1) 丹参、红枣、糯米洗净，红枣去核；丹参入锅水煎取汁。

(2) 锅中加适量清水，煮沸后放入糯米、红枣，续煮20分钟，放入丹参煎汁，续煮30分钟，加红糖即可。

营养功效：

　　丹参可祛瘀止痛、活血通经；红枣可养血安神、健脾补虚；糯米可壮气提神、舒筋活血。这款粥适合气血两虚、血瘀的不孕症患者食用。

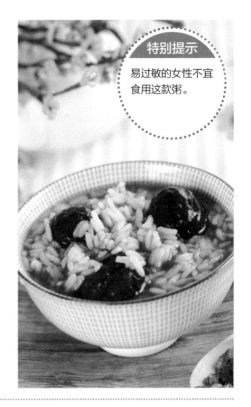

特别提示

易过敏的女性不宜食用这款粥。

活血，养血，补气

木耳红枣果味粥

原料：

大米50克，木耳10克，红枣10枚，冰糖、橙汁各适量。

做法：

(1) 大米淘净；红枣洗净，去核；木耳放入温水中泡发，去蒂，除去杂质，撕成朵。

(2) 将所有原材料（除冰糖、橙汁）放入锅内，加适量水用大火烧开，然后转小火上炖至木耳软烂、大米成粥后，加适量冰糖和橙汁调味即可。

营养功效：

　　木耳可活血化瘀、养血润肺；红枣和大米可补气血。这款粥适合气血两虚、生活在雾霾环境中的不孕症患者食用。

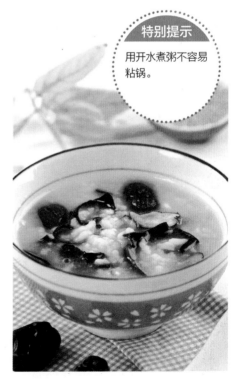

特别提示

用开水煮粥不容易粘锅。

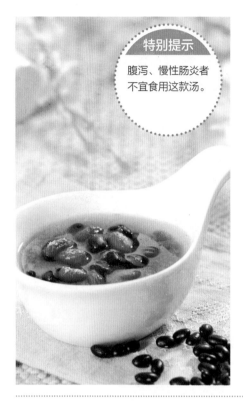

特别提示

腹泻、慢性肠炎者不宜食用这款汤。

滋补肝肾，补虚养血

黑豆枸杞芝麻汤

原料：

黑豆60克，枸杞子15克，黑芝麻粉10克，白糖少许。

做法：

(1) 黑豆洗净，用清水浸泡3～4小时；枸杞子洗净。

(2) 汤锅置火上，放入黑豆、枸杞子、黑芝麻粉，倒入适量清水，大火烧开后转小火煮40分钟，加白糖调味即可。

营养功效：

黑豆可补血安神、明目健脾、补肾益阴；枸杞子可滋补肝肾、益精明目；黑芝麻可补肝肾、益精血、润肠燥。这款汤可起到滋补肝肾、补虚养血的作用，尤其适合肝郁肾虚型不孕者食疗。

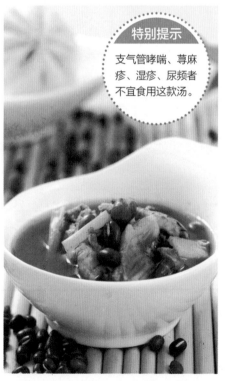

特别提示

支气管哮喘、荨麻疹、湿疹、尿频者不宜食用这款汤。

健脾胃，祛湿热

赤豆鲤鱼汤

原料：

鲤鱼1条，赤小豆50克，葱段、姜片、料酒、盐各适量。

做法：

(1) 鲤鱼剖杀，洗净后切块；赤小豆洗净，用清水浸泡3～4小时。

(2) 汤锅置火上，放入赤小豆，加适量清水，大火烧开后转小火煮至赤小豆烂透，再加入鲤鱼块、葱段、姜片、料酒，用中火煮20分钟后，加盐调味即可。

营养功效：

赤小豆可健脾利水、解毒消痈、消利湿热；鲤鱼可补脾健胃、利水消肿、安胎通乳。两者同食具有祛湿热、健脾胃的功效，对于湿热下注型不孕症有很好的食疗效果。

更年期综合征

更年期综合征，又称围绝经期综合征，指的是更年期精神心理、神经内分泌和代谢变化所致的一系列以自主神经系统功能紊乱为主、伴有神经心理症状的一组症候群。更年期综合征多发生在45～55岁，最典型的症状是潮热、潮红，此外还可能出现月经紊乱、出汗、心悸、胸闷、易激动、烦躁、失眠等症状。从营养学角度来讲，饮食调养比药物治疗更有优势。

🍲 饮食原则

一、饮食应科学搭配，有荤有素，有粗有细，不偏食，满足女性这个特殊时期的营养需求和健康。

二、避免暴饮暴食，不要吃得过饱，尽量少吃甜食，以免体重增加，加重心脏负担，诱发心脑血管疾病。

三、控制食盐的摄入量，避免因内分泌改变导致的水肿和血压升高。

四、多吃黄豆及豆制品，为身体补充大豆异黄酮，可缓解更年期的不适，建议每天喝500毫升豆浆或吃100克豆腐。

五、多吃富含钙、铁、维生素D的食物，预防骨质疏松、贫血。

六、尽量少吃高脂肪食物，比如肥猪肉、奶油、油炸食品，避免诱发高血压、冠心病等心脑血管疾病。

七、应适量减少碳水化合物的摄入量，一般每日淀粉类食物（如米面杂粮、红薯、小豆等）应控制在250克左右。

✔ 宜吃食材

苹果、梨、香蕉、桑葚、红枣、桂圆、菠菜、芹菜、番茄、胡萝卜、白菜、山药、银耳、牛肉、乌鸡、鸭肉、鲍鱼、甲鱼、牛奶、黑米、小麦、燕麦、红豆、绿豆、黄豆、黑豆、芝麻、莲子心、白菊花等。

✘ 不宜吃食材

肥猪肉、辣椒、芥末、松花蛋、猪油、奶油、油炸食品、腌腊食品、爆米花、糕点、罐头、果酱、糖果、可乐、汽水、浓茶、咖啡、白酒等。

缓解更年期多种不适

小麦豆浆

原料：

小麦50克，黄豆60克。

做法：

(1) 黄豆、小麦用水浸泡10～12小时，均洗净。

(2) 将所有原料放入豆浆机中，加凉白开到机体水位线间，接通电源，按下"五谷豆浆"启动键，20分钟左右豆浆即可做好。

营养功效：

小麦具有养心除烦、健脾益肾、除热止渴等功效；黄豆所含的大豆异黄酮是一种具有雌激素活性的植物性雌激素，能够减轻女性更年期综合征症状。这款豆浆可改善情绪不佳、潮热出汗、骨质疏松等更年期综合征症状。

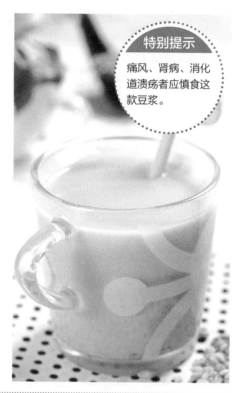

特别提示

痛风、肾病、消化道溃疡者应慎食这款豆浆。

缓解更年期心悸失眠

桑葚枸杞糯米粥

原料：

糯米100克，桑葚（紫、红）、枸杞子各30克。

做法：

(1) 桑葚、枸杞子、糯米分别洗净。

(2) 锅中加适量清水，放入桑葚、枸杞子、糯米，大火煮沸后，转小火煮至米熟烂成粥即可。

营养功效：

桑葚可补血滋阴、生津润燥；枸杞子可滋补肝肾、益精明目；糯米可补中益气、健脾养胃、止虚汗。这款粥对于更年期心悸失眠、头发早白有很好的食疗效果。

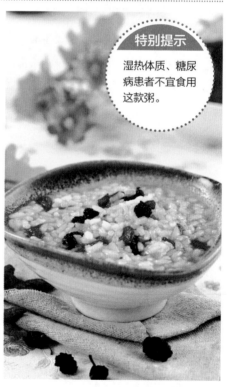

特别提示

湿热体质、糖尿病患者不宜食用这款粥。

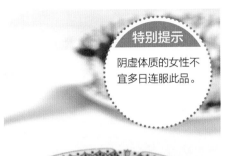

特别提示

阴虚体质的女性不宜多日连服此品。

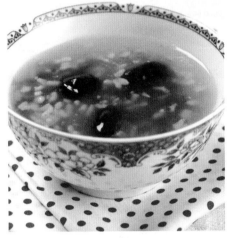

健脾养胃，补血安神

麦枣桂圆汤

原料：

小麦25克，葵花籽20克，红枣5枚，桂圆肉10克，冰糖适量。

做法：

(1) 红枣洗净，去核；小麦、葵花籽、桂圆肉均洗净。

(2) 将除冰糖以外的所有食材放入锅中，加适量清水，大水煮沸后转小火煮约5分钟，加冰糖煮融化即可。

营养功效：

　　小麦具有养心除烦、健脾益肾、除热止渴的功效；葵花籽含有丰富的多不饱和脂肪酸，有助保护血管和心脏；红枣和桂圆可补血益气。这款汤有健脾养胃、补血安神的作用，可缓解更年期食欲不振、烦躁易怒、心烦失眠等症状。

特别提示

体质虚寒者不宜食用这款汤。

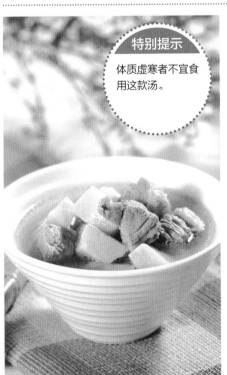

改善更年期潮热多汗

鸭肉竹笋汤

原料：

鸭腿肉500克，竹笋250克，料酒、盐各适量。

做法：

(1) 鸭腿肉洗净，剁块，焯水；竹笋择洗干净，切块，焯水。

(2) 砂锅内倒入适量温水置火上，放入鸭腿肉块、料酒，小火煮至鸭肉九成熟；加入竹笋块煮至熟，加盐调味即可。

营养功效：

　　鸭肉具有滋阴、补虚、养胃、利水等功效；竹笋可滋阴凉血、和中润肠、清热化痰。这款汤可以起到滋阴、凉血、清热的作用，尤其适合更年期出现潮热多汗症状的女性食用。

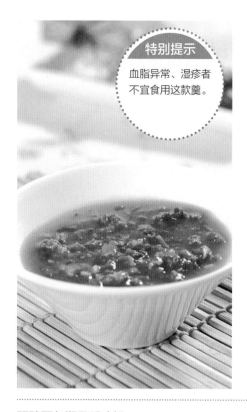

特别提示

血脂异常、湿疹者
不宜食用这款羹。

改善更年期免疫力下降

胡萝卜牛肉羹

原料：

胡萝卜150克，牛瘦肉50克，油、葱花、姜末、
盐、水淀粉、香油各适量。

做法：

(1) 胡萝卜洗净，切小丁；牛瘦肉洗净，剁成肉
末，加香油拌匀。

(2) 汤锅置火上，倒入油烧热，炒香姜末，放入
牛肉末和胡萝卜丁翻炒至变色，加适量清水
大火烧开，转中火煮20分钟，加盐调味，用
水淀粉勾芡，撒上葱花即可。

营养功效：

胡萝卜富含维生素A，具有增强免疫力的作
用；牛肉可补虚强身。这款羹可以增强体质，改
善因更年期综合征导致的免疫力下降。

预防更年期骨质疏松

番茄烧豆腐

特别提示

脾胃虚寒、痛风者
不宜食用这款菜。

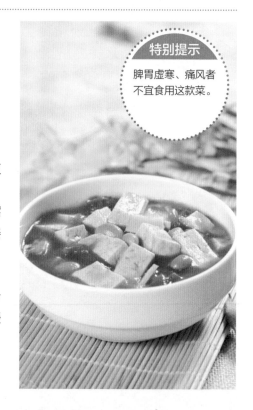

原料：

南豆腐300克，番茄150克，毛豆50克，生姜片、
水淀粉、盐各适量。

做法：

(1) 南豆腐洗净，切块；番茄洗净，切块；将豆
腐块、毛豆分别用水焯一下。

(2) 油锅烧热，放入番茄块翻炒出汁，下入豆腐
块、毛豆和适量清水一起煮5分钟，加入生姜
片、盐煮入味，用水淀粉勾茨即可。

营养功效：

豆腐具有健脾利湿、清肺益气的作用，富含
的钙质可以防治骨质疏松，与番茄同食还可以缓
解潮热多汗。

5 Chapter

皮肤——
照顾好最娇气的"衣服"

皮肤是人体最大的器官，保护身体、排汗、排毒、感觉冷热和压力是它的主要功能。由于处于人体最外层，皮肤在保护体内组织和器官免受侵袭的同时更容易受到来自外界的伤害。这一章，我们将学会如何应对各种皮肤疾病，保护好人体自带的这件"衣服"。

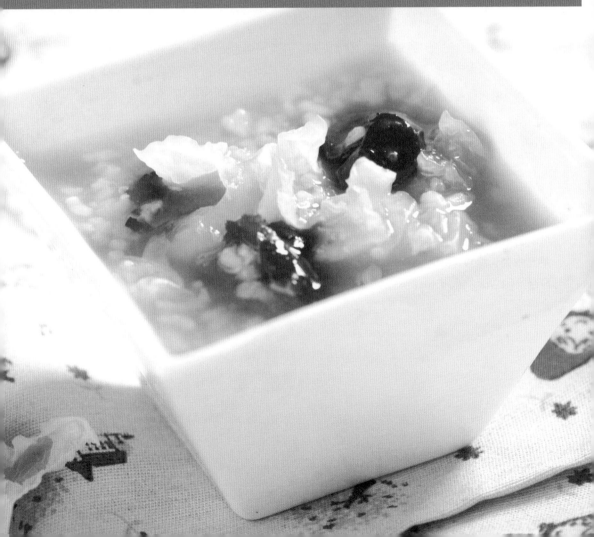

痤疮

痤疮是一种常见的慢性毛囊皮脂腺炎症性疾病，主要发生于面部，尤其是前额、双颊，其次是胸背部皮脂溢出区。痤疮多发于青春期，女性发病年龄较男性要早，青春期后基本可以自然减轻或痊愈。

饮食原则

一、饮食宜清淡，忌吃肥猪肉、奶油、猪油等食物，以免体内积热导致毒素无法正常排出，加重痤疮。

二、忌吃辛辣食物，这类食物可导致内分泌失调，进而导致皮肤代谢能力下降，造成痤疮加重。

三、忌吃海鲜，海鲜易导致身体过敏，加重痤疮。

四、多吃富含膳食纤维的食物，比如粗粮、芹菜、全麦面包等，可促进体内毒素排出，有助减少痤疮。

五、多吃富含锌、维生素A、维生素B_6的食物，比如蛋黄、玉米等，可有效防治痤疮。

六、多吃清热的食物，比如油菜、菠菜、木耳、苦瓜等，有助减轻体内积热，可缓解痤疮。

✔ 宜吃食材

西瓜、枇杷、苹果、冬瓜、黄瓜、丝瓜、苦瓜、莲藕、芹菜、莴笋、番茄、油菜、白菜、绿豆芽、木耳、鸡蛋、玉米、薏米、绿豆、枸杞子、马齿苋、蒲公英、金银花等。

✘ 不宜吃食材

榴莲、芒果、肥猪肉、羊肉、狗肉、虾、螃蟹、带鱼、猪脑、辣椒、芥末、猪油、奶油、牛油、烧烤、腊肉、香肠、油炸食品、糖果、甜点、巧克力、白酒、咖啡、浓茶等。

清热排毒

苦瓜芹菜黄瓜汁

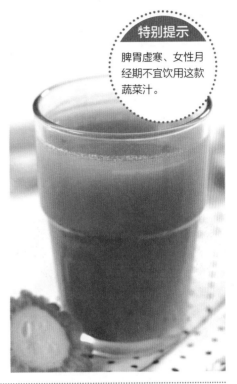

特别提示

脾胃虚寒、女性月经期不宜饮用这款蔬菜汁。

原料：

苦瓜50克，芹菜、黄瓜各100克，蜂蜜适量。

做法：

(1) 苦瓜、黄瓜洗净，苦瓜去瓤，均切成小块；芹菜洗净，切小段。

(2) 将所有食材放入榨汁机中，加凉白开到机体水位线间，接通电源，按下"蔬果汁"启动键，搅打均匀即可。

营养功效：

　　苦瓜、芹菜、黄瓜都是清热解毒的优质食材，可以起到减少体内积热的作用，同食可缓解痤疮。

清热，降火，排毒

枇杷薏米粥

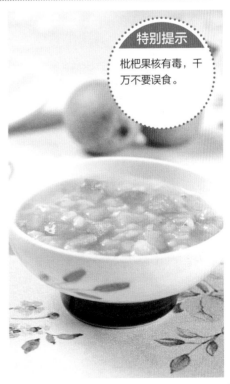

特别提示

枇杷果核有毒，千万不要误食。

原料：

枇杷60克，枇杷叶10克，薏米100克。

做法：

(1) 枇杷洗净，去皮、核，切成小块；枇杷叶洗净，切成碎片；薏米洗净，浸泡1小时，备用。

(2) 将枇杷叶放入锅中，加清水煮沸，捞去枇杷叶渣，加入薏米煮粥；待薏米烂熟时，加入枇杷块，拌匀煮熟即可。

营养功效：

　　枇杷叶可化痰止咳、和胃降逆、清热解毒；枇杷可润肺、止咳、止渴；薏米可清热、排脓、健脾、除痹。这款粥具有清肺散热的功效，对因肺热引起的痤疮有相当不错的食疗作用。

特别提示

女性月经期不宜服用这款汤。

清热，解毒，凉血

海带绿豆杏花汤

原料：

海带、绿豆各20克，杏仁6克，玫瑰花6克，红糖适量。

做法：

(1) 玫瑰花用布包好；海带洗净，切块；绿豆洗净，浸泡约2小时；杏仁洗净。

(2) 砂锅中加适量清水，放入所有食材，同煮15分钟，取出玫瑰花布包，加红糖调味。

营养功效：

　　海带可清热、软坚、散结；绿豆可清热解毒；玫瑰可活血化瘀。这款汤可起到清热解毒、活血凉血的功效，适合痤疮久治不愈、反复发作者食用。

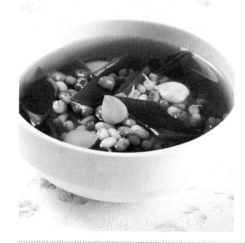

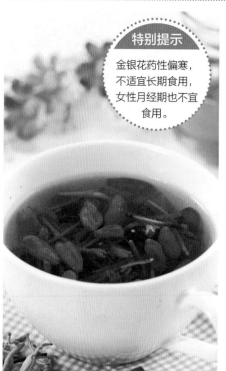

特别提示

金银花药性偏寒，不适宜长期食用，女性月经期也不宜食用。

清热，消炎，解毒

金银花枸杞汤

原料：

枸杞子、金银花（干）、冰糖各20克，蜂蜜适量。

做法：

(1) 枸杞子、金银花均洗净。

(2) 锅中加适量清水，放入枸杞子、金银花和适量冰糖，大火煮沸后转小火慢煮30分钟左右，关火，等汤的温度降至温热，加入蜂蜜调匀即可。

营养功效：

　　金银花可清热解毒、消炎止血，与枸杞子同食可起到清热解毒、清肝明目、美白肌肤的作用。

清热，解毒，凉血
西瓜皮蛋花汤

原料：

西瓜皮250克，鸡蛋1个，葱花、盐、植物油各适量。

做法：

(1) 西瓜皮削去硬皮，洗净，切片；鸡蛋磕入碗中，打散。

(2) 油锅烧热，葱花炒香，下入西瓜片翻炒均匀，加适量清水，大火煮沸后转小火煮15分钟，淋入鸡蛋液，撒入葱花，加盐调味即可。

营养功效：

西瓜皮又称西瓜翠衣，是清热解暑、生津止渴的良药，所含的瓜氨酸可促进人体皮肤新陈代谢，对美白滋润皮肤、淡化痘印皆有疗效。

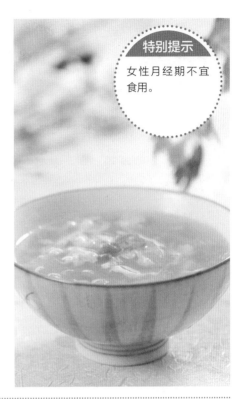

特别提示

女性月经期不宜食用。

清热，化瘀，散结
藕栗炒莴笋

原料：

莴笋、莲藕、板栗各100克，火腿50克，植物油、盐各适量。

做法：

(1) 火腿切片；板栗剥壳，切片；莲藕去皮，洗净，切片；莴笋去皮，洗净，切片。

(2) 锅中加植物油烧热，倒入火腿片和板栗片同炒，至半熟时倒入莲藕片；炒至九分熟时倒入莴笋片，加适量盐调味，继续炒熟即可。

营养功效：

莴笋具有清热利尿、活血消肿的功效；莲藕可清热凉血、止血散瘀；板栗可活血止血、养胃健脾。这款菜可以起到清热益气、化瘀散结的作用，适合面部有痤疮者食用。

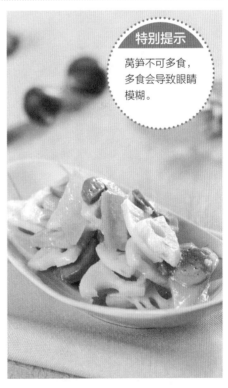

特别提示

莴笋不可多食，多食会导致眼睛模糊。

湿疹

湿疹是由多种复杂的内、外因素引起的一种具有多形性皮损和易有渗出倾向的皮肤炎症性反应，一般分为急性、亚急性、慢性三期。湿疹的病因较复杂，大多难以确定。发病特点为自觉剧烈瘙痒，皮损具有多形性、对称分布，有渗出倾向，易反复发作。

饮食原则

一、饮食宜清淡，以素食为主，忌吃高脂肪的食物，适量减少高蛋白食物的摄入量。

二、忌吃螃蟹、虾、香菜等发物。

三、少吃辛辣刺激性食物，比如酒、辣椒、咖啡等。

四、多吃新鲜的水果和蔬菜，补充多种维生素和矿物质，有助于缓解湿疹。

五、多吃具有健脾祛湿、清热功效的食物，比如冬瓜、红豆、薏米等。

六、多吃蒸、煮、炖的食物，忌吃炸、烤、熏的食物。

七、戒烟戒酒。

✔ 宜吃食材

枇杷、茭白、冬瓜、苦瓜、黄瓜、芹菜、鲫鱼、黑米、薏米、绿豆、红豆、黑豆、白芷、苍术、当归、龙胆、马齿苋、茯苓等。

✘ 不宜吃食材

芒果、榴莲、荔枝、茄子、羊肉、鸡肉、带鱼、鲤鱼、黄鳝、虾、螃蟹、咸鱼、腊肉、香肠、油条、炸鸡、糯米、辣椒、花椒、胡椒、咖喱、咖啡、浓茶、酒等。

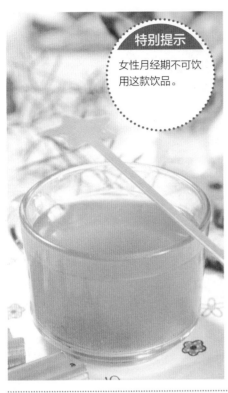

特别提示

女性月经期不可饮用这款饮品。

清热解毒，利湿止痒

苦瓜芹菜汁

原料：

苦瓜、芹菜各100克，蜂蜜少许。

做法：

(1) 苦瓜洗净，去籽，切小块；芹菜洗净，切小段。

(2) 将苦瓜块、芹菜段放入豆浆机中，加凉白开到机体水位线间，接通电源，按下"果蔬汁"启动键，搅打均匀滤过后倒入杯中，加蜂蜜调匀即可。

营养功效：

苦瓜可清热、解毒、明目；芹菜可平肝清热、祛风利湿、凉血止血、解毒宣肺。这款蔬菜汁可以起到清热解毒、利湿止痒的功效，可有效防止湿疹的复发。

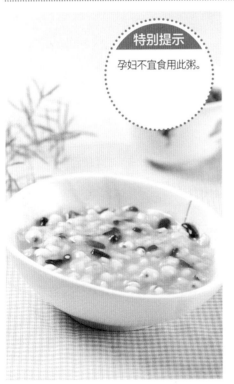

特别提示

孕妇不宜食用此粥。

健脾，清热，利湿

红豆薏米粥

原料：

红豆、薏米各100克。

做法：

(1) 红豆、薏米分别洗净，浸泡2小时。

(2) 锅中加适量清水，大火煮沸，倒入红豆、薏米，转小火煮烂即可。

营养功效：

薏米具有清热利湿、健脾胃等功效；红豆可健脾止泻、利水消肿。这款粥可清热、利湿、健脾，有助于改善湿疹症状。

健脾祛湿

萝卜缨薏米粥

原料：

萝卜缨、马齿苋、胡萝卜、薏米各30克。

做法：

(1) 萝卜缨、马齿苋洗净，切碎；胡萝卜洗净，切小块；薏米洗净，浸泡1小时。

(2) 锅中加适量清水，放入薏米，煮至半熟时放入胡萝卜碎；待粥熟后，放入萝卜缨碎与马齿苋碎，再次煮沸即可。

营养功效：

马齿苋可清热利湿、解毒消肿、消炎利尿；萝卜缨可消食理气、清肺利咽、散瘀消肿；薏米可健脾除湿、补肺清热，有助于改善脾虚湿盛引起的湿疹。这款粥可健脾祛湿，适合脾虚湿盛、皮肤渗出液较多、瘙痒不剧烈的患者食用。

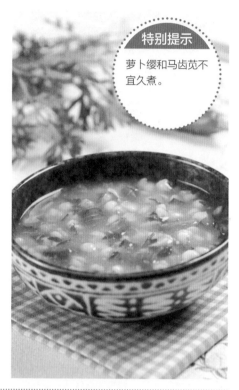

特别提示

萝卜缨和马齿苋不宜久煮。

润燥，滋阴，除湿

小麦茯苓饼

原料：

小麦粉200克，茯苓粉100克，核桃仁15克，松子仁15克，花生仁20克，发酵粉适量。

做法：

(1) 核桃仁、松子仁、花生仁炒熟，研成果仁细末。

(2) 将小麦粉、茯苓粉和匀，加清水适量，调成糊状，再加入发酵粉，拌匀，发酵2小时。

(3) 将发酵好的面团揉匀，分成剂子，擀成圆饼，包入适量果仁细末，制成饼，再在饼上撒点果仁细末，入烤箱烤熟即可。

营养功效：

茯苓具有利水渗湿、益脾和胃、宁心安神等功效。这款饼可养血润燥、滋阴除湿，适合面部有湿疹的患者食用。

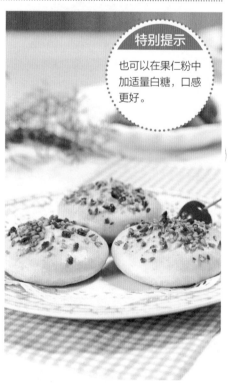

特别提示

也可以在果仁粉中加适量白糖，口感更好。

特别提示

过敏、体寒者应慎食槐花。

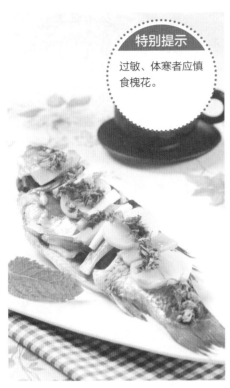

清热，利湿，解毒

槐花清蒸鲫鱼

原料：

槐花15克，鲫鱼500克，姜片、葱片、蒜片、盐、料酒、香油各适量。

做法：

(1) 鲫鱼去鳞、鳃、内脏，斜切3～5刀，放上葱片、姜片、蒜片、盐、料酒；槐花洗净。

(2) 将鲫鱼放入锅中，加适量清水，小火蒸20分钟。

(3) 将槐花放入鲫鱼中，继续蒸3分钟，淋入香油即可。

营养功效：

槐花可凉血止血、清肝明目；鲫鱼可健脾利湿、温中下气、补虚赢。两者同食具有清热利湿、凉血解毒的功效。

特别提示

乳腺增生患者食用这款菜时不宜加蜂蜜。

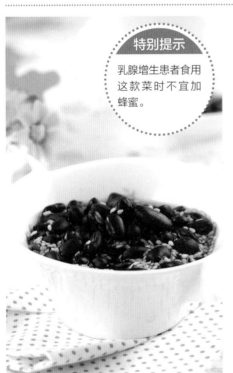

补脾，利湿

蜜制黑豆

原料：

黑豆300克，白芝麻适量，盐、白糖、蜂蜜各少许。

做法：

(1) 黑豆洗净，冷水浸泡4小时左右。

(2) 锅中加适量清水，放入黑豆、白糖、盐煮沸，小火煮至黑豆熟烂，加入白芝麻，稍煮片刻，放至温热后调入蜂蜜即可。

营养功效：

黑豆具有健脾利湿、补肾益阴、除热解毒等功效，可用于一切湿毒水肿，有助于防治湿疹等皮肤过敏性疾病。这款菜可补脾利湿、抗过敏，可缓解皮肤痒痛症状。

荨麻疹

荨麻疹，俗称风疹块，患者常出现皮肤瘙痒，随后出现风团，呈鲜红色或苍白色，风团逐渐蔓延，可相互融合成片。荨麻疹的发病原因十分复杂，大部分患者无法找到病因，常见的诱因有药物、食物、吸入物、感染、精神因素、内分泌改变等。中医认为，荨麻疹的发生源于外邪入侵、饮食失宜、血热内盛、血虚受风几个方面，通过药物、饮食调理可有效改善。

饮食原则

一、饮食清淡，忌吃辣椒、芥末等辛辣刺激性食物，忌吃油条、炸鸡、鸡米花等油炸食品。

二、每餐七分饱，切勿暴饮暴食。

三、多吃健脾食物，比如薏米、红枣。

四、少吃牛肉、羊肉，忌吃虾、螃蟹、牡蛎等海鲜，以免加重病情。

五、忌吃可能诱发荨麻疹的食物，比如花生、芒果、菠萝、桃子、巧克力等。

六、忌吃市售的各种零食，这类食物大多含有色素、食品添加剂、防腐剂，易诱发荨麻疹。

七、对青霉素过敏的荨麻疹患者应忌食牛奶及乳制品。

八、戒烟戒酒，忌饮刺激性饮料，比如浓茶、咖啡、酸辣饮品。

✔ 宜吃食材

桂圆、红枣、香蕉、草莓、西蓝花、白菜、黄瓜、薏米、绿豆、红豆、薄荷、防风、牛蒡子、荆芥、桃仁、蝉蜕等。

✘ 不宜吃食材

芒果、猪头肉、公鸡头、虾、螃蟹、辣椒、咖喱、芥末、奶油、花生、油炸食品、熏腊食品、腌菜、巧克力、蛋糕、咖啡、浓茶、酒等。

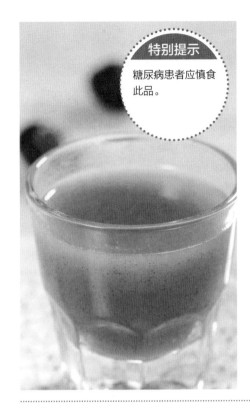

特别提示

糖尿病患者应慎食此品。

养血益气，健脾补虚
桂圆红枣汁

原料：

桂圆200克，红枣10枚。

做法：

(1) 桂圆去皮、去核；红枣洗净，去核。

(2) 将所有食材放入榨汁机中，加凉白开到机体水位线间，接通电源，按下"果蔬汁"启动键，搅打均匀即可。

营养功效：

桂圆可养血益脾、补心安神、补虚长智；红枣可补益脾胃、滋养阴血、养心安神。两者同食可有效缓解血虚受风引起的荨麻疹。

清热解毒，健脾利水
薏米绿豆豆浆

原料：

绿豆、薏米各30克，黄豆50克。

做法：

(1) 绿豆、薏米、黄豆用水浸泡10～12小时，均洗净。

(2) 将所有原料放入豆浆机中，加凉白开到机体水位线间，接通电源，按下"五谷豆浆"启动键，20分钟左右豆浆即可做好。

营养功效：

绿豆具有清热解毒、健脾利尿、消暑除烦等功效，与薏米、黄豆同食可健脾利水、清热解毒，适合风热型荨麻疹患者食用。

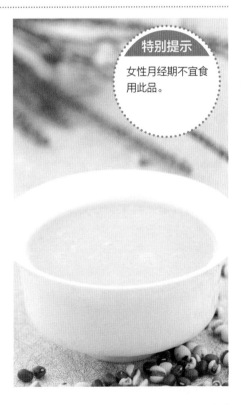

特别提示

女性月经期不宜食用此品。

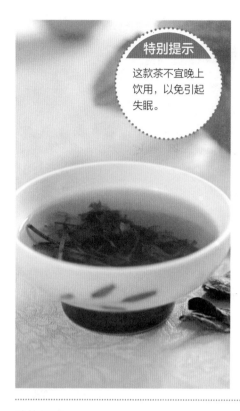

特别提示

这款茶不宜晚上饮用，以免引起失眠。

疏风，解毒，透疹

薄荷牛蒡子茶

原料：

牛蒡子片10克，薄荷6克。

做法：

(1) 牛蒡子片洗净，薄荷洗净。

(2) 将牛蒡子片入锅，加适量清水用中火煮15分钟，取出，留汁；放入薄荷续煮5分钟即可。

营养功效：

薄荷具有宣散风热、清头目、透疹等功效，可治疗风疹等；牛蒡子可疏散风热、解毒透疹、消肿疗疮。这款茶可以起到疏风、解毒、透疹的作用，适合各种类型的荨麻疹患者食用。

清热解毒

草莓绿豆粥

原料：

草莓150克，绿豆50克，糯米30克，白糖少许。

做法：

(1) 绿豆和糯米分别淘洗干净，用清水浸泡3～4小时；草莓择洗干净，去蒂，切块。

(2) 糯米与绿豆一并入锅，加清水适量，大火烧沸后转小火煮至粥黏稠，加入草莓块、白糖，稍煮即可。

营养功效：

草莓可清热解暑、健脾排毒；绿豆可清热解毒。两者同食可缓解血热内盛，对血热内盛引起的荨麻疹有很好的食疗效果。

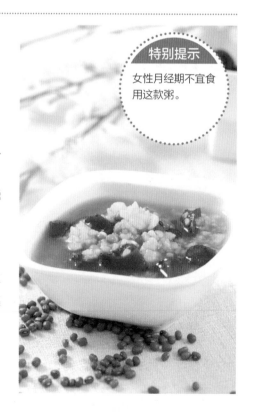

特别提示

女性月经期不宜食用这款粥。

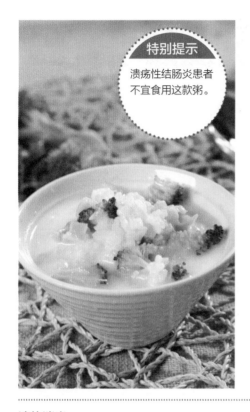

特别提示

溃疡性结肠炎患者不宜食用这款粥。

缓解荨麻疹症状

西蓝花粥

原料：

牛奶150克，西蓝花100克，大米60克，盐适量。

做法：

(1) 西蓝花择洗干净，掰成小朵，焯水，捞出，沥干水分；大米淘洗干净。

(2) 锅中加适量清水，煮开后倒入大米，再次烧开后转小火煮至米粒熟烂；放入西蓝花续煮2分钟，加盐调味；将粥离火，晾至温热，倒入牛奶搅拌均匀即可。

营养功效：

西蓝花富含维生素C，可以提高免疫力、降低血管通透性，有助拮抗荨麻疹引起的血管通透性增高。这款粥可缓解荨麻疹症状，起到辅助治疗作用。

清热消炎

金针菇拌黄瓜

原料：

金针菇150克，黄瓜1根，胡萝卜50克，蒜末、白糖、醋、盐、香油各适量。

做法：

(1) 金针菇去根，洗净，焯水，过凉，沥干水分；黄瓜洗净，去蒂，切丝；胡萝卜洗净，切丝，焯水，过凉，沥干水分。

(2) 取盘，放入金针菇、黄瓜丝、胡萝卜丝，加蒜末、白糖、醋、盐、香油搅拌均匀即可。

营养功效：

黄瓜可清热、利尿、降脂；金针菇可抗菌、消炎、排毒。这款菜可缓解风热型荨麻疹症状。

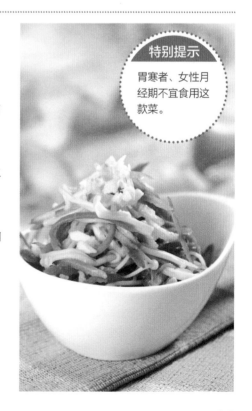

特别提示

胃寒者、女性月经期不宜食用这款菜。

皮肤瘙痒

皮肤瘙痒是一种自觉皮肤瘙痒而无原发性损害的皮肤病，临床上可分为全身性皮肤瘙痒和局限性皮肤瘙痒，主要症状为皮肤瘙痒，或伴有针刺样不适，或感觉皮肤灼热。皮肤瘙痒一般与精神变化、气温变化、饮酒及食辛辣食物、过度清洁等有关。长期的皮肤瘙痒会出现湿疹化、苔藓样变及色素沉着，严重损害容貌。中医理论认为，皮肤瘙痒的病因主要是风邪、湿邪、热邪、血虚、虫淫等，应以疏风祛湿、清热解毒为原则给予治疗。

饮食原则

一、饮食宜清淡，不吃刺激性食物，比如辣椒、咖喱。戒烟酒。

二、适量增加脂肪的摄入量，保持皮肤滋润和弹性，避免因缺乏脂肪导致皮肤干燥。

三、多吃富含维生素A的食物，比如猪肝、芝麻，保持皮肤滋润，以免皮肤变干，出现鳞屑甚至棘状丘疹。

四、忌吃易导致过敏的食物，比如虾、海鱼、牡蛎、螃蟹等。

五、每天应补充6~8杯水，不要等口渴才喝水；多喝白开水和汤，尽量不喝咖啡、饮料。

六、多吃疏风祛湿、清热解毒的食物，比如枇杷、金银花。

✔ 宜吃食材

枇杷、香蕉、黄瓜、胡萝卜、山药、菠菜、芹菜、菜花、冬瓜、丝瓜、土豆、牛蒡、糙米、红豆、绿豆、芝麻、马齿苋、薄荷、荆芥、黄芩、金银花等。

✘ 不宜吃食材

芒果、茄子、香菜、羊肉、驴肉、狗肉、带鱼、虾、螃蟹、辣椒、咖喱、芥末、油炸食品、腌腊食品、烧烤、酒、甜饮料、浓茶、咖啡等。

防治皮肤鳞屑

芹菜胡萝卜汁

原料:

芹菜、胡萝卜各100克,柠檬1/4片。

做法:

(1) 芹菜洗净,切小段;胡萝卜洗净,切小块。

(2) 将所有原料放入榨汁机中,加凉白开到机体水位线间,接通电源,按下"果蔬汁"启动键,搅打均匀即可。

营养功效:

芹菜具有祛风利湿、平肝清热、除烦消肿等功效,芹菜和胡萝卜中含有丰富的维生素A,可以保持皮肤滋润,预防因干燥导致的皮肤鳞屑,避免皮肤瘙痒症状加重。

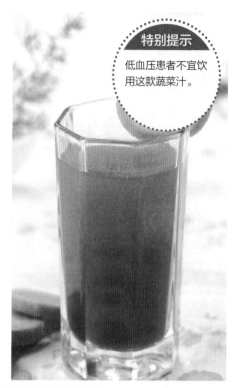

特别提示

低血压患者不宜饮用这款蔬菜汁。

改善过敏症状

五豆糙米粥

原料:

糙米100克,黑豆、红豆、黄豆、白扁豆、绿豆各50克。

做法:

(1) 糙米淘洗干净,用清水浸泡2小时;将5种豆类分别淘洗干净,用清水浸泡3小时左右。

(2) 锅中加入适量清水,放入糙米与5种豆类,大火煮沸后转小火,煮至米、豆熟烂即可。

营养功效:

这款粥具有抗过敏的功效,能有效抑制打喷嚏、流鼻涕、鼻痒、皮肤瘙痒等过敏症状。

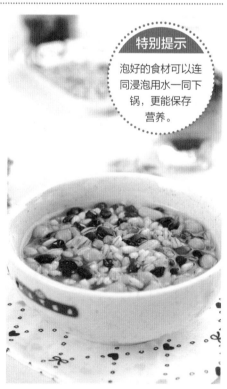

特别提示

泡好的食材可以连同浸泡用水一同下锅,更能保存营养。

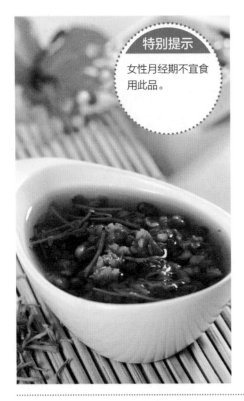

特别提示

女性月经期不宜食用此品。

疏风，清热，止痒

绿豆金银花汤

原料：

绿豆80克，金银花20克，蜂蜜少许。

做法：

(1) 绿豆洗净，浸泡4小时；金银花洗净浮尘。

(2) 锅中加入适量清水，放入绿豆，大火烧开后转中火煮5分钟，倒入金银花；待锅中的汤水再次煮开，用中火续煮5分钟；将粥离火，晾温后加入蜂蜜拌匀即可。

营养功效：

金银花是清热解毒的良药，可宣散风热、清解血毒；绿豆可清热解毒、利尿消暑。这款饮品具有疏风、散热、止痒的功效，可缓解皮肤瘙痒症状。

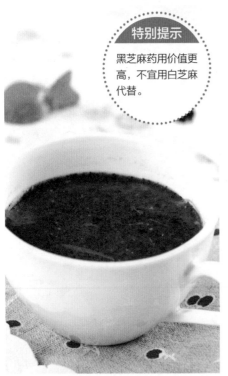

特别提示

黑芝麻药用价值更高，不宜用白芝麻代替。

健脾补肾，补肝益胃

黑芝麻山药羹

原料：

黑芝麻、山药各50克，白糖10克。

做法：

(1) 将黑芝麻去杂质，洗净晾干，放锅内用小火炒香，研成细粉；山药放入干锅中烘干，打成细粉备用。

(2) 将黑芝麻粉和山药粉缓缓加入沸水锅内，放入白糖，不断搅拌，煮5分钟即成。

营养功效：

黑芝麻可补肝肾、滋五脏、益精血、润肠燥；山药可健脾补肺、益胃固肾。这款羹可缓解肝肾阴虚所致老年性皮肤瘙痒症状。

排毒，抗菌

香蕉土豆泥

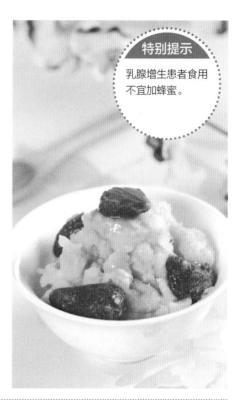

特别提示

乳腺增生患者食用不宜加蜂蜜。

原料：

香蕉1根，土豆2个，草莓6枚，蜂蜜适量。

做法：

(1) 土豆洗净，去皮，放入锅中蒸至熟软，压成泥状；草莓洗净，每个草莓对半切；香蕉去皮，用汤匙捣泥。

(2) 将香蕉泥、土豆泥搅拌均匀，放上草莓块，淋上蜂蜜即可。

营养功效：

香蕉可抑制细菌和真菌滋生，预防便秘；土豆可润肠通便、呵护肌肤；草莓可清热解毒、柔嫩肌肤。这款甜品可以起到滋润肌肤、排毒养颜的功效。

滋补阴血，调理肝肾

山药芝麻肉圆

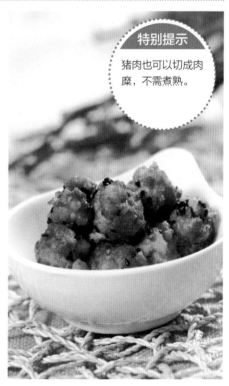

特别提示

猪肉也可以切成肉糜，不需煮熟。

原料：

黑芝麻50克，猪肉400克，山药粉50克，鸡蛋3个，白糖、盐、淀粉、玉米油各适量。

做法：

(1) 猪肉洗净，煮熟后切成肉丁；鸡蛋搅匀，加入山药粉、盐、淀粉，加水调和均匀成糊状；将肉丁装入碗中，加入调匀后的蛋糊上浆，捏成肉团。

(2) 小火将玉米油烧至八成熟，用筷子将肉团逐个放入油锅煎炸至色黄，捞出、沥油。

(3) 锅中加入少量清水和适量白糖，熬成糖汁，放入炸熟的肉团，离火，撒入芝麻即可。

营养功效：

这款菜可滋补阴血、调理肝肾，对肝肾阴虚所致老年性皮肤干燥瘙痒有一定的食疗作用。

第三部分

治未病，保健食疗吃起来

6 Chapter

写给职业女性的保健方

身处职场的女性被戏称为"女金刚"，既要努力工作，又要照顾好一家老小，高强度、高压力的工作和生活让很多女性的身体处在危险之中，熬夜、失眠、用脑过度等状态如果不及时纠正，很容易发展成疾病。这一章，我们重点关注职业女性的健康，让女性吃出健康！

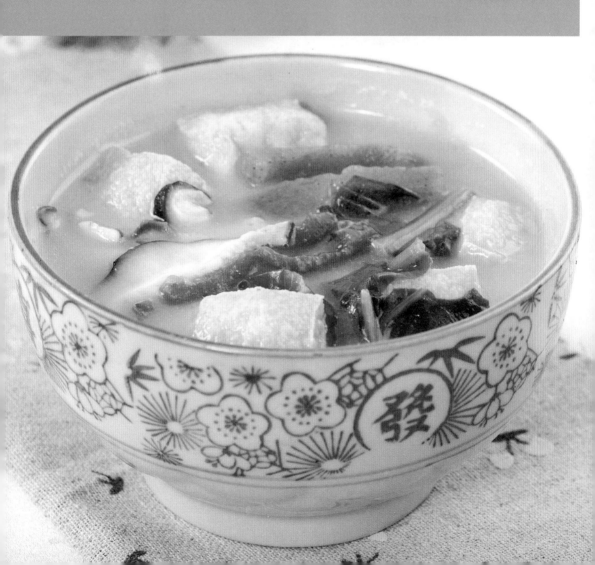

别让熬夜熬掉精气神

喝咖啡提神，小心疾病缠身

工作压力越来越大，生活节奏越来越快，睡眠时间越来越少，要做的事情堆成了山，精神却越来越差，这时候该怎么办呢？很多女性选择喝咖啡解乏提神，立马精神百倍，却不知道随着精神的一步步提高，身体里的钙质也在一点点流失。

咖啡含有一种叫做单宁酸的物质，会导致钙吸收降低。而且，咖啡本身就是很好的利尿剂，长期大量喝咖啡容易造成钙质大量流失，增加患骨质疏松症的危险。为了骨骼的强壮，每天喝咖啡最好不要超过2杯，更年期女性最好不要喝咖啡。

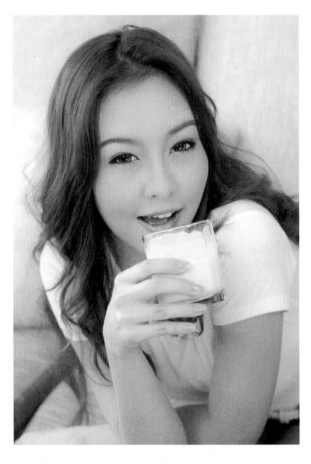

此外，过量喝咖啡的职业女性更容易罹患心脏病，体内更容易缺乏B族维生素，内分泌更容易出现紊乱，受孕率下降，理解能力和工作效率反而更低。

咖啡因的暂时性提神效果很可能带来失眠困扰，长期大量喝咖啡还会导致其提神效果越来越差，失眠却越来越频繁；咖啡的利尿作用会让你更频繁地跑厕所，打乱原本的工作节奏，反而会降低工作效率；空腹喝咖啡时对胃肠黏膜的刺激可能诱发胃病，严重影响睡眠质量和第二天的正常工作。

温馨叮咛

经常喝咖啡需要积极补充钙质和B族维生素，多吃些含钙量高、吸收好的食物以及粗粮，比如酸奶、牛奶、虾皮、豆制品、芝麻酱、玉米、筱麦、燕麦、高粱，同时应加强体育锻炼，多晒太阳，预防骨质疏松症和B族维生素缺乏。

宵夜的正确打开方式，别让宵夜毁了健康

经常吃宵夜会给身体带来诸多疾病隐患，下面的表格可以让我们清楚地认识到宵夜的危害性。

肥胖症	摄入的热量超过消耗的热量，造成热量过剩，容易转化为脂肪储存在体内
尿路结石	进餐后4~5小时人体进入排钙高峰期，如果吃过宵夜马上睡觉，容易导致尿液滞留，形成结石
血脂异常	如果宵夜多为高蛋白、高脂肪、高胆固醇食物，长期吃这种宵夜容易诱发动脉粥样硬化、冠心病等心脑血管疾病
失眠	装满食物的胃部变得鼓胀，容易引发大脑兴奋，影响睡眠质量，导致失眠
胃癌	宵夜使胃黏膜的修复不能顺利进行，容易诱发胃黏膜病变，增加罹患胃癌的风险

其实，饥肠辘辘的熬夜加班对身体同样有害，偶尔吃一点宵夜不会给身体带来重大伤害。做到以下几点，宵夜也可以吃得很健康。

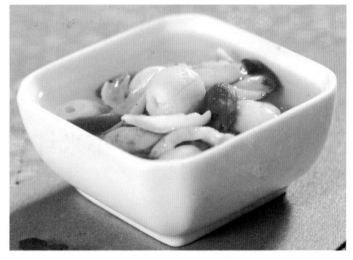

（1）不要等到饥肠辘辘、临就寝的时候才想起吃宵夜，如果需要晚睡，最好提前做好计划，定好就寝时间，然后提前2小时安排吃宵夜。

（2）蛋白质和脂肪消化起来没那么容易，宵夜不宜吃高蛋白质、高脂肪食物，应选择半流质的碳水化合物为主的食物，比如小馄饨、疙瘩汤、莲子百合粥等。

（3）长时间用眼需要注意补充维生素A，红黄色果蔬和乳类中含有丰富的维生素A；维生素C可缓解疲劳，增强机体抵抗力，因此宵夜最好吃一些新鲜的瓜果蔬菜。

温馨
叮咛

炸鸡配啤酒，浪漫又刺激，却对健康有害。同样属于坏宵夜的食物有方便面、烧烤、曲奇饼干、威化、奶油蛋糕、冰激凌、牛肉干等。

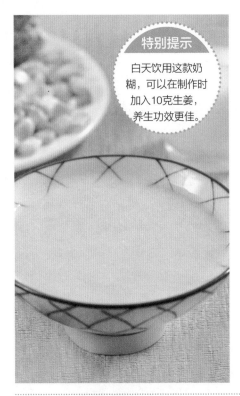

特别提示

白天饮用这款奶糊，可以在制作时加入10克生姜，养生功效更佳。

安神，护眼

牛奶玉米糊

原料：

牛奶200毫升，鲜玉米粒60克。

做法：

(1) 鲜玉米粒洗净。

(2) 将所有原料放入豆浆机中，接通电源，按下"米糊"启动键，20分钟左右米糊即可做好。

营养功效：

　　牛奶不仅富含容易消化吸收的多种营养物质，熬夜时饮用还能够起到稳定情绪的作用；玉米中含有丰富的维生素A，能够有效保护眼睛和皮肤。这款米糊可安神、明目、润燥。

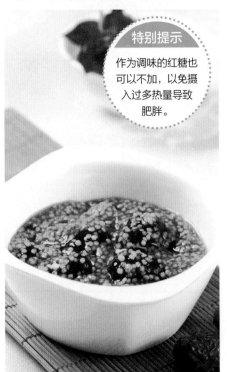

特别提示

作为调味的红糖也可以不加，以免摄入过多热量导致肥胖。

安神，补虚

小米红枣粥

原料：

小米100克，红枣30克，红豆15克，红糖适量。

做法：

(1) 小米洗净；红豆洗净，浸泡4个小时；红枣洗净，去核。

(2) 锅中倒入适量清水，煮沸后下红豆，煮至半熟。

(3) 将小米和红枣倒入锅中，煮至熟烂，加红糖调味即可。

营养功效：

　　小米有健脾和胃、补益虚损、安眠清热的功效，与红枣、红豆同食可安神、补虚、养颜，熬夜时食用可为职业女性补充多种维生素和矿物质。

清心益气，安神助眠

红豆百合粥

原料：

红豆30克，大米40克，鲜百合25克。

做法：

(1) 红豆淘净，浸泡3小时；大米淘净；鲜百合洗净，分瓣。

(2) 锅置火上，倒入适量清水煮沸，下入红豆和大米，再次煮沸后转小火煮至米粒熟烂，加百合续煮2分钟即可。

营养功效：

红豆可养心补血，能改善心脏活动功能；百合具有良好的清心安神、清热嫩肤功效。这款粥具有清心益气、安神助眠、清热除烦等功效。

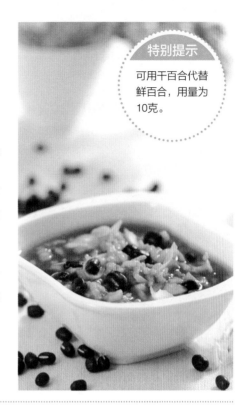

特别提示

可用干百合代替鲜百合，用量为10克。

解热抑菌，健脾止泻

荷叶莲子粥

原料：

荷叶1张，莲子10克，大米100克，冰糖少许。

做法：

(1) 大米、荷叶、莲子分别洗净，莲子浸泡30分钟。

(2) 将半张荷叶铺在锅底，加入1500毫升的清水，大火煮沸后加入莲子、大米，转小火煲至九成熟，加入冰糖，继续煲20分钟即可。

营养功效：

荷叶可清暑利湿、升发清阳、凉血止血；莲子可益肾固精、补脾止泻、养心安神。两者同食可起到解热抑菌、健脾止泻的作用，尤其适合夏季熬夜后食用。

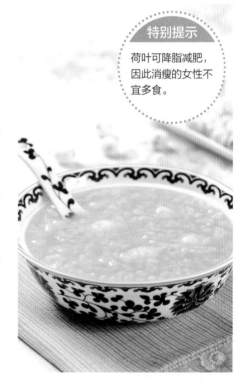

特别提示

荷叶可降脂减肥，因此消瘦的女性不宜多食。

缓解疲劳，舒缓情绪

猕猴桃西米粥

原料：

西米100克，猕猴桃200克，白糖适量。

做法：

(1) 西米洗净，浸泡30分钟；猕猴桃去皮、去蒂，用刀切成豆粒大小的丁。

(2) 汤锅中加入适量清水，放入西米、猕猴桃肉丁和白糖，置火上烧开，稍煮即成。

营养功效：

猕猴桃中维生素C含量丰富，可缓解疲劳、增强机体抵抗力，所含的血清促进素具有稳定情绪、镇静心情的作用，所含的天然肌醇能改善低落的情绪。

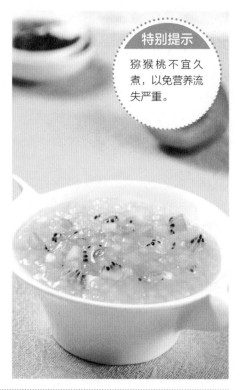

特别提示

猕猴桃不宜久煮，以免营养流失严重。

缓解疲劳

雪菜黄鱼汤

原料：

鲜黄鱼500克，雪菜100克，植物油、姜丝、葱段、料酒、盐、高汤各适量。

做法：

(1) 鲜黄鱼收拾干净；雪菜洗净，切碎末。

(2) 油锅烧热，放入黄鱼，稍煎一下，盛出。

(3) 重起油锅烧热，入姜丝、葱段爆香，放入黄鱼和雪菜碎，再加入料酒、盐、高汤，大火煮沸后转小火烧至鱼熟即可。

营养功效：

雪菜是解除疲劳、增加大脑氧含量的好食材；黄鱼则具有健脾开胃、安神助眠、延缓衰老的功效。这款汤可健脾升胃、安神益气、养血助眠。

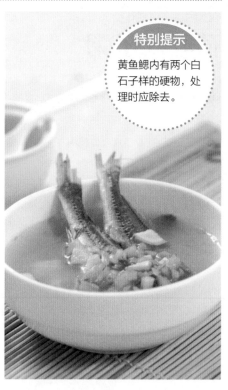

特别提示

黄鱼鳃内有两个白石子样的硬物，处理时应除去。

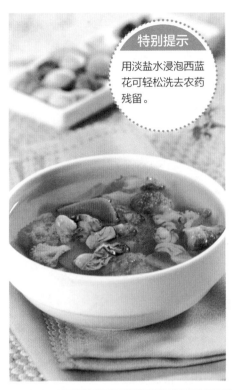

特别提示
用淡盐水浸泡西蓝花可轻松洗去农药残留。

补肝明目，安神助眠

西蓝花牡蛎汤

原料：

西蓝花150克，鲜牡蛎100克，胡萝卜50克，姜片、盐、香油各适量。

做法：

(1) 西蓝花用淡盐水浸泡10～15分钟，择洗干净，掰成小朵；牡蛎用流动水逐个清洗干净；胡萝卜去皮，洗净，切片。

(2) 汤锅置火上，放入西蓝花、胡萝卜片、姜片和适量清水，用中火烧开，放入牡蛎肉煮3分钟，加盐调味，淋上香油即可。

营养功效：

　　牡蛎所含的多种维生素与矿物质可以调节、稳定情绪；西蓝花同样可以起到稳定情绪、滋养肝脏的作用。这款汤可滋补肝肾、补血明目，适合心悸失眠、久病体虚者食用。

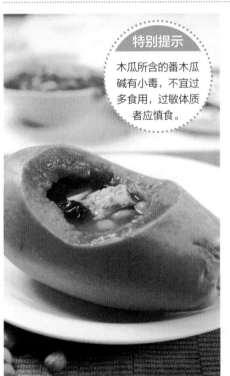

特别提示
木瓜所含的番木瓜碱有小毒，不宜过多食用，过敏体质者应慎食。

健脾和胃，清热养颜

木瓜猪骨炖花生

原料：

木瓜1个，花生仁100克，猪骨250克，红枣4枚，姜片、盐各适量。

做法：

(1) 红枣洗净，去核；花生仁洗净；猪骨去除血水，洗净，斩成小块；木瓜洗净，对半切开，去籽。

(2) 锅中加适量清水，放入花生、猪骨块、红枣和姜片，加适量盐调味，大火煮沸后转小火煲30分钟。

(3) 将煲好的猪骨连汤一起放入木瓜中，上锅蒸1小时即可。

营养功效：

　　木瓜可健胃消食、清热祛风、抗病杀虫；花生可改善血液循环、增强记忆、延缓衰老。这款汤可健脾和胃、清热养颜，特别适合夏季熬夜后食用。

饮酒过多伤五脏，如何解酒

红酒养生，但别多喝

红酒中的多酚类物质具有强大的抗氧化作用，能够保护心脑血管、降低血液黏稠度、促进血液循环，可有效降低心肌梗死、脑卒中、癌症的发病率。女性喝红酒可以起到活血化瘀、排毒养颜、增进食欲、抗衰老的作用。

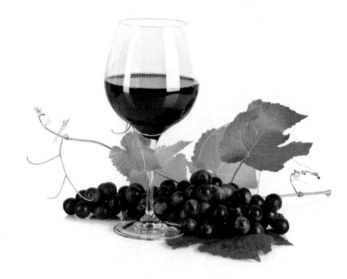

适量喝红酒可以降低心脏病的发病率，过量饮用则相反，心脏病的发病率不降反升。大量喝红酒还会造成酒精摄入超标，损伤胃部和肝脏，导致女性皮肤粗糙、早衰。如果大量喝的葡萄酒属于高热量的甜型葡萄酒，那么肥胖的概率也会上升。

建议上班族每天饮用红酒的量保持在100~120毫升，即两小杯的量，请牢记"过量饮酒有害健康"，属于公认健康食物的红酒也不例外。

应酬前吃这些食物，有效预防醉酒

果蔬	苹果、山楂、金橘、南瓜、胡萝卜等果蔬中含有丰富的果胶，可稀释酒精、延缓酒精的吸收
面食	面包、馒头等面食含有丰富的淀粉，能和酒精发生结合，并延缓酒精的吸收
豆类	豆类富含直链淀粉，可与酒精结合，延缓酒精的吸收，效果较面食更好
乳类	酸奶和牛奶在胃里停留时间较长，可起到保护胃黏膜、稀释酒精、延缓酒精吸收的作用
富含B族维生素的食物	蛋黄、菌类、粗粮等食物中的B族维生素可帮助肝脏代谢酒精，也可在喝酒前口服复合维生素B片
肥肉	五花肉、猪蹄、肘子等富含的脂肪可以形成保护膜，延缓酒精吸收，但肥肉不利于健康，因此不宜过多食用

喝酒这样做，让醉意来得更慢

一、喝酒时多喝白开水，勤跑卫生间，加速酒精排泄，可有效预防醉酒。

二、尽量不喝烈酒，如果喝烈酒，可以在酒中加点冰块。

三、喝酒应小口慢饮，不宜喝得过猛过急。

四、不要将酒和碳酸饮料混着喝，可乐、汽水只会加快酒精吸收的速度。

五、喝酒时应多吃动物肝脏、豆制品、绿叶蔬菜等食物，有助保护肝脏。

醉意袭来别忘了这些甜蜜救星

蜂蜜

蜂蜜富含果糖，具有促进酒精分解的作用，有利于快速醒酒，并且可以减轻饮酒后的头痛、头晕感。

葡萄

葡萄富含的酒石酸能够和乙醇形成酯类物质，通过降低体内乙醇的浓度达到解酒目的，其酸甜的味道也能有效缓解酒后反胃、恶心症状。

西瓜

中医认为西瓜有清热解暑、除烦止渴、利小便的功效，可以加快酒精排出体外的速度。

梨

《本草纲目》中记载梨能"润肺凉心，消痰降火，解疮毒、酒毒"，醉酒后吃梨或者喝梨汁可以促进酒精排出。

柿子

柿子中所含的单宁和酶可以分解酒精，加快血液中乙醇的氧化，有助于保护肝脏。此外柿子属于高糖、高钾水果，利尿作用强，可促进酒精排泄。

柚子

《本草纲目》中已经有了柚子能够解酒的记载，如果用白糖拌柚子肉食用还可消除饮酒后口腔中的酒气和臭气。

香蕉

香蕉含糖量较高，能增加血糖浓度，降低酒精在血液中的比例，可以有效减轻因饮酒导致的心悸、胸闷等不适。

番茄

番茄汁中含有丰富的特殊果糖，有助于促进酒精分解，可有效改善酒后头晕。

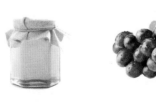
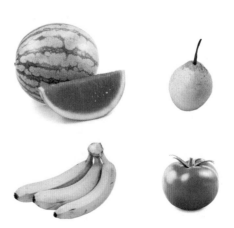
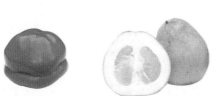

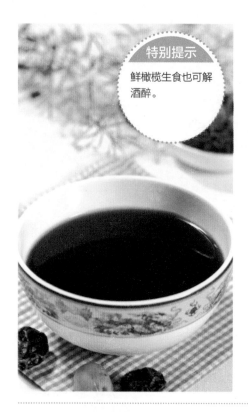

特别提示

鲜橄榄生食也可解酒醉。

生津止渴，解毒醒酒

橄榄酸梅汁

原料：

鲜橄榄60克，酸梅10克，白糖适量。

做法：

(1) 橄榄与酸梅洗净，捣烂，加水适量，煎汁。

(2) 将煎汁滤去渣子，加白糖调味即可。

营养功效：

　　橄榄可清热解毒、除烦醒酒、利咽化痰、生津止渴，这款饮品能有效改善酒后厌食症状。

减轻头痛、恶心症状

白萝卜姜汁

原料：

白萝卜300克，生姜30克，蜂蜜适量。

做法：

(1) 白萝卜、生姜洗净，切碎。

(2) 将白萝卜、生姜碎放入豆浆机中，加凉白开到机体水位线间，接通电源，按下"果蔬汁"键，搅打均匀后倒入杯中，调入蜂蜜即可。

营养功效：

　　萝卜含有丰富的淀粉酶和维生素C，能够加快酒精的排泄。此外，萝卜的特殊气味有提神醒脑的作用，可以缓解酒精带来的不适。

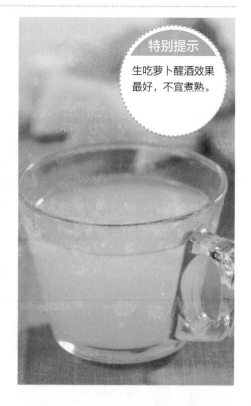

特别提示

生吃萝卜醒酒效果最好，不宜煮熟。

缓解酒后肠胃不适

芹菜汁

原料:

芹菜150克,蜂蜜少许。

做法:

(1) 芹菜洗净,切小段。

(2) 将芹菜段放入豆浆机中,加凉白开到机体水位线间,接通电源,按下"果蔬汁"键,搅打均匀滤过后倒入杯中,加蜂蜜调匀。

营养功效:

芹菜中富含的B族维生素具有分解酒精的功效,有助于缓解酒后肠胃不适、颜面潮红、头痛等。

特别提示

芹菜宜选用小香芹,解酒功效更佳。

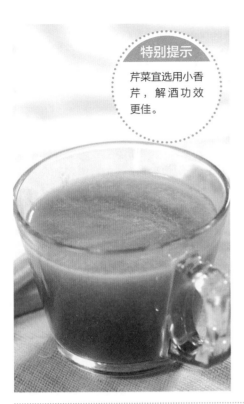

生津润燥,清热解毒

荸荠豆浆

原料:

豆浆1000克,荸荠150克,白糖适量。

做法:

(1) 荸荠去皮,切碎,压取汁液。

(2) 将荸荠汁与豆浆混合,加入白糖,煮沸即成。

营养功效:

荸荠具有清热解毒、凉血生津、利尿通便、化湿祛痰、消食除胀等功效,与豆浆同食可生津润燥、补虚滋阴,既能解酒毒,又能保护胃黏膜,可改善醉酒引起的口渴、痰多等症状。

特别提示

酒后饮用此品300毫升为宜。

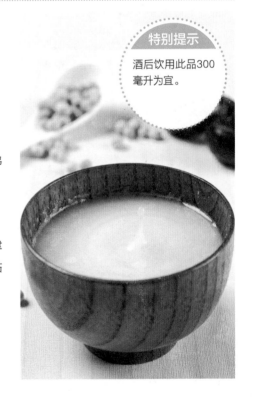

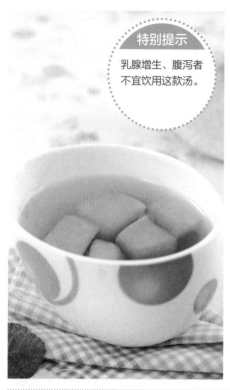

特别提示

乳腺增生、腹泻者
不宜饮用这款汤。

促进酒精分解代谢

冰糖雪梨汤

原料：

雪梨1个，蜂蜜、冰糖各适量。

做法：

(1) 梨洗净，去皮去核，切成块。

(2) 梨放入锅内，加适量清水和冰糖，大火煮沸后转小火煮至梨变成暗色，熄火。等梨汤凉至40℃以下，调入蜂蜜即可。

营养功效：

梨和蜂蜜都具有解酒毒的功效，这款饮品可促进酒精的分解和代谢，有利于快速醒酒，并能解除饮酒后的头痛感。

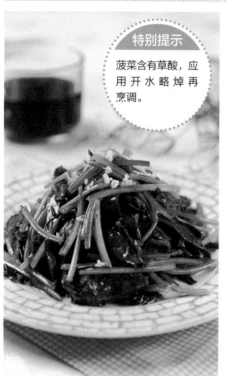

特别提示

菠菜含有草酸，应用开水略焯再烹调。

和胃滑肠，解酒毒

姜汁菠菜

原料：

菠菜250克，生姜25克，香油、酱油、花椒油、醋、盐各适量。

做法：

(1) 生姜洗净，切成末；菠菜摘洗干净，切成5厘米左右长的段，在沸水中略烫，捞出马上用凉开水过凉，之后挤干水分，放入盘中。

(2) 姜末放入碗中，加入适量醋、酱油、盐、香油、花椒油，搅匀成调味汁。

(3) 将调味汁浇在菠菜上，拌匀即可。

营养功效：

生姜具有活血祛寒、除湿发汗等功效，可通过促进血液循环加速酒精排出体外；菠菜可养血止血、敛阴润燥、润肠通便。这款菜可和胃滑肠、解酒毒。

压力山大，吃点让自己开心的

缺了这两种维生素，暴脾气渐长

维生素B$_6$属于水溶性维生素，对血液、肌肉、神经、皮肤有着重要的生理作用，具有维持大脑和神经系统正常运转的作用，可以缓解精神紧张、失眠、注意力不集中、头痛等症状。此外，身体里有一种可以抑制焦虑的物质，叫做血清素，它是一种负责神经传导的脑部化学物质，将大脑里的讯息传达给神经细胞，可以有效减轻"经前综合征"。维生素B$_6$可以帮助大脑合成血清素，使其达到一定浓度，间接消除经前不适。

如果人体缺乏维生素B$_6$，除了会导致脂溢性皮炎、体重下降、肌肉无力等症状，还会出现急躁、精神抑郁等症状。长期服用避孕药的现代女性更容易缺乏维生素B$_6$，这是因为避孕药所含有的雌激素会大大增加维生素B$_6$的消耗，这就是为什么经常服用避孕药的女性更容易激动、悲观、忧郁的原因之一。

一般来讲，成年女性每天需摄入维生素B$_6$ 1.2～1.5毫克，妊娠期女性需求量更多，每天约为1.9毫克。已经出现维生素B$_6$缺乏症的女性应遵照医嘱及时服用维生素B$_6$制剂，日常饮食应注意多吃些富含维生素B$_6$的食物，比如酵母粉、全麦粉、鸡肉、鱼、动物肝脏、蜂蜜、土豆和香蕉等。

维生素B$_{12}$又称红色维生素，这是因为它含有红色的钴，是帮助生成红细胞的重要营养元素。维生素B$_{12}$具有维护神经髓鞘的代谢与功能的作用，缺乏维生素B$_{12}$时可引起神经障碍、脊髓变性，并可引起严重的精神症状，比如记忆力下降、易疲劳、抑郁、紧张等。由于蔬菜中很少含有维生素B$_{12}$（海藻类除外），素食者极易缺乏，严重者会导致恶性贫血。

成年女性每天需摄入维生素B$_{12}$的量为2.4微克，妊娠期女性每天摄入量为2.6微克，哺乳期女性每天摄入量为2.8微克。

长期素食、经常口服避孕药的女性容易缺乏维生素B$_{12}$，应在日常饮食中注意补充，可适量增加牛肉、鸡肉、牡蛎、动物肝脏、鲫鱼、沙丁鱼、牛奶、羊奶、奶酪、奶粉、鸡蛋、鹌鹑蛋、葡萄酒、啤酒、香菇、紫菜等富含维生素B$_{12}$的食物的摄取。

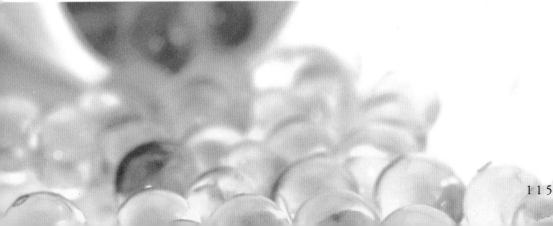

吃这些开心水果，让你的心情美美哒

香蕉

香蕉是缓解不良情绪和压力的最好水果，这是因为香蕉富含维生素B_6，可以促进血清素的形成，具有稳定情绪的作用，不仅可以稳定经期女性不安的情绪，还有助于改善睡眠。

猕猴桃

猕猴桃不仅是美白排毒的美容果，还是赶走抑郁的开心果。研究表明，猕猴桃中含有丰富的天然肌醇，这种物质具有稳定情绪、改善抑郁等功效，所含的血清促进素同样可以镇定情绪。

木瓜

木瓜中含有丰富的色氨酸和赖氨酸，色氨酸可镇痛、催眠，赖氨酸具有提高注意力、抗疲劳等功效，有助缓解压力。

草莓

草莓中含有丰富的维生素C以及叶酸，可以稳定情绪、改善心情。

苹果

苹果含有磷、铁等多种矿物质，具有补脑养血、宁神安眠的作用。此外，苹果的特殊香气可改善心情、赶走压抑感。

樱桃

睡眠充足有助于保持冷静、更好应对压力，更是好心情的保障。每天饮用50毫升樱桃汁可有效改善睡眠质量，为心情愉悦保驾护航。

红枣

红枣是养血安神、滋补脾胃、延缓衰老的优质食材，经常食用不仅能增强体质，还能够有效缓解紧张情绪、治疗失眠。

柚子

柚子性凉，味甘、酸，具有理气化痰、解毒除烦、润肺清肠、补血健脾等功效。此外，柚子富含矿物质，可有效缓解疲劳和压力感。

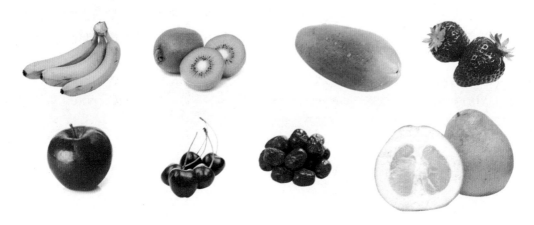

温馨叮咛　　鸡肉、三文鱼、牛奶、全麦面包、燕麦、菠菜、西蓝花、胡萝卜、南瓜、蒜、黑巧克力、薄荷、玫瑰、甘菊、绿茶、红茶等食物同样可以改善心情、稳定情绪。

改善焦虑情绪
菠萝香蕉汁

原料：

菠萝200克，香蕉150克，蜂蜜适量。

做法：

(1) 菠萝、香蕉分别去皮，切成小块。

(2) 将所有食材放入榨汁机中，加凉白开到机体
水位线间，接通电源，按下"果蔬汁"启动
键，搅打均匀即可。

营养功效：

　香蕉是改善心情、赶走压抑的最好水果；菠
萝的特殊香气可提神醒脑。这款果汁具有改善焦
虑情绪、醒脑提神、润肠通便等功效。

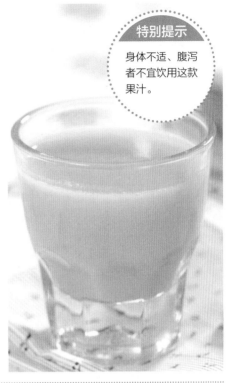

特别提示

身体不适、腹泻
者不宜饮用这款
果汁。

排毒，解郁，减压
胡萝卜木瓜苹果汁

原料：

胡萝卜、木瓜各100克，苹果150克，蜂蜜适量。

做法：

(1) 胡萝卜洗净，切成小块；木瓜去皮、籽，切
成小块；苹果洗净，去籽，切成小块。

(2) 将所有食材放入榨汁机中，加凉白开到机体
水位线间，接通电源，按下"果蔬汁"启动
键，搅打均匀即可。

营养功效：

　木瓜和苹果都是可以缓解压力的优质水果。
这款蔬果汁可解郁减压、减肥瘦身、排毒养颜。

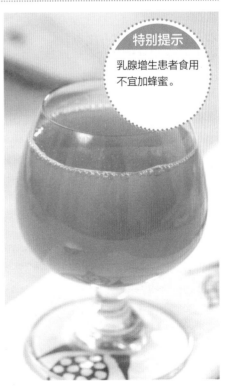

特别提示

乳腺增生患者食用
不宜加蜂蜜。

镇静，安神

木瓜芝麻牛奶汁

原料：

木瓜150克，黑芝麻30克，牛奶100克，蜂蜜适量。

做法：

(1) 木瓜洗净，去皮、籽，切成小块；黑芝麻炒熟，研碎。

(2) 将所有食材放入榨汁机中，加凉白开到机体水位线间，接通电源，按下"果蔬汁"启动键，搅打均匀即可。

营养功效：

牛奶具有消除疲劳、促进睡眠的作用，与木瓜、黑芝麻同食可增强身体的抗病能力、改善烦躁情绪、缓解疲劳。

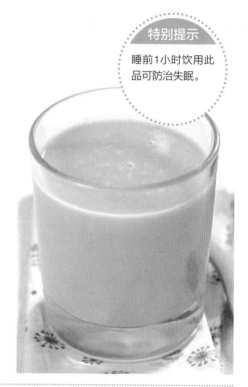

特别提示

睡前1小时饮用此品可防治失眠。

迅速缓解疲劳

猕猴桃椰奶汁

原料：

猕猴桃150克，椰子汁250毫升。

做法：

(1) 猕猴桃洗净，去皮，切成小块。

(2) 将所有食材放入榨汁机中，加凉白开到机体水位线间，接通电源，按下"果蔬汁"启动键，搅打均匀即可。

营养功效：

食用猕猴桃有助于脑部活动，帮助忧郁者走出情绪低谷，与椰子汁同食可迅速缓解疲劳、补充体力、排毒养颜。

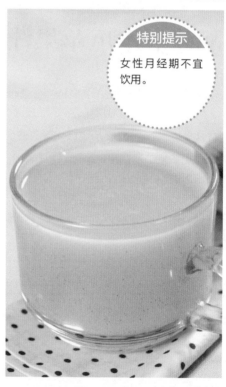

特别提示

女性月经期不宜饮用。

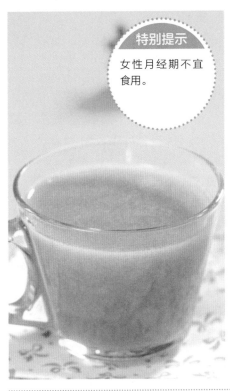

特别提示

女性月经期不宜食用。

改善心情

草莓雪梨汁

原料：

草莓200克，雪梨150克，蜂蜜适量。

做法：

(1) 草莓洗净，切成小块；雪梨洗净，去皮，去核，切成小块。

(2) 将所有食材放入榨汁机中，加凉白开到机体水位线间，接通电源，按下"果蔬汁"启动键，搅打均匀即可。

营养功效：

草莓被誉为"水果皇后"，具有润肺生津、健脾和胃、利尿消肿、解热祛暑等功效，所含的营养物质有助于稳定情绪。这款饮品可养肝益气、清心润肺、缓解疲劳。

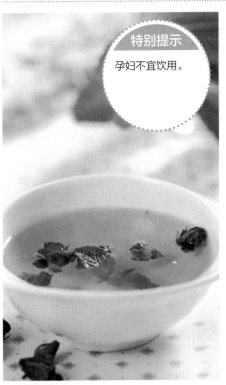

特别提示

孕妇不宜饮用。

解郁，安神，醒脑

薄荷玫瑰花茶

原料：

玫瑰花6朵，新鲜薄荷叶适量。

做法：

(1) 新鲜薄荷叶洗净。

(2) 将玫瑰花和新鲜薄荷叶放入杯中，倒入75～90℃的热水冲泡，待香气溢出即可饮用。

营养功效：

薄荷可兴奋神经、提神醒脑；玫瑰可舒缓情绪、滋阴润燥。这款茶具有理气解郁、安神醒脑、消除疲劳等功效。

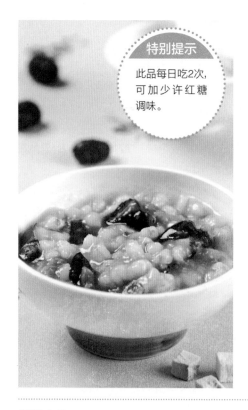

特别提示

此品每日吃2次，可加少许红糖调味。

健脾补中，安神养心

茯苓红枣粥

原料：

茯苓粉30克，大米100克，红枣10枚。

做法：

(1) 大米淘洗干净；红枣洗净、去核，放入锅中加适量清水，小火煮烂。

(2) 大米倒入煮红枣的锅中，小火熬煮成粥。

(3) 将茯苓粉放入锅中，拌匀，再煮沸3次即成。

营养功效：

这款粥具有健脾补中、利水渗湿、养心安神等功效，对慢性肝炎、脾胃虚弱、腹泻、烦躁失眠等症有很好的食疗效果。

缓解疲劳

人参莲肉汤

原料：

人参10克，莲子30克，冰糖适量。

做法：

(1) 人参、莲子洗净，放在砂锅内，加入适量的清水浸泡片刻。

(2) 加入冰糖，小火煮约1小时即可。

营养功效：

人参具有强心、抗疲劳、调节中枢神经等功效；莲子可养心安神、助眠益气。两者同食可以补心力、增体质、镇静、抗疲劳。

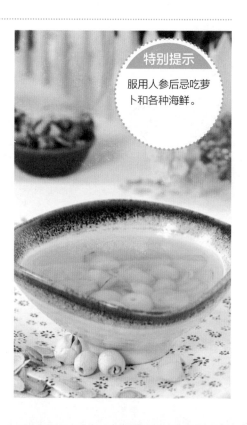

特别提示

服用人参后忌吃萝卜和各种海鲜。

提高食欲，让吃饭变成享受

揪出偷走食欲的贼

嗜烟酒

吸烟可导致胃酸过多、食管下括约肌张力下降，长期吸烟可诱发胃溃疡、慢性胃炎、反流性食管炎，胃部出了问题自然会影响食欲；酒精可损伤舌头上专管味觉的味蕾，进入胃部后对胃黏膜会造成直接损伤。

过度劳累

过度的脑力劳动和体力劳动会导致胃壁供血不足，进而产生胃肠功能障碍，造成胃消化功能减弱。

情绪紧张

快节奏的工作和生活让女性容易焦虑、烦躁、失眠，紧张的情绪会造成神经功能紊乱、内分泌失调，进而诱发胃肠功能失调，导致食欲缺乏。

长期饥饱不均

很多女性上班前来不及吃早饭，等到有时间吃早饭时已经饥肠辘辘，加班时挨饿也在所难免，这样使得胃经常处于饥饿状态，胃黏膜出现损伤，导致食欲缺乏；暴饮暴食同样会带来胃部不适，造成胃黏膜损伤甚至胃穿孔。

常食生冷食物

生冷食物一是难消化，增加胃肠负担，二是会造成胃寒，尤其是睡前吃生冷食物，可能会诱发恶心、呕吐。

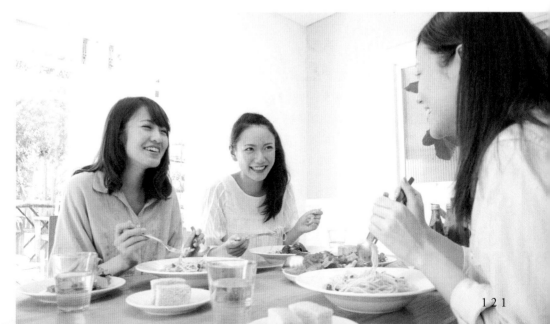

饱餐后运动

吃饱后短时间内不宜剧烈运动，否则会导致胃蠕动加快，容易诱发胃痉挛，引起胃痛、恶心、呕吐、食欲缺乏等不适。

疾病影响

患有急性胃炎、慢性胃炎、胃癌、肺结核、肝炎、肝硬化、神经性厌食等疾病会出现食欲缺乏症状。

药物影响

某些药物如果长期服用会导致人体出现药源性味觉障碍，目前可引起味觉障碍的药物多达上百种，抗感染药物、心血管药物、神经精神疾病用药、抗肿瘤药物是最常见的导致味觉障碍的药物。

提高食欲的饮食方法

女性保持旺盛的食欲十分必要，胃口好才能吃得好，摄入充足的营养才能身体健康。如果食欲缺乏，每天摄入的营养素满足不了身体需求，长此以往就会因营养缺乏而影响身体健康，导致疾病缠身。

提高食欲，首先要保证吃的方法正确，只有健康的饮食方式才能带来好胃口。

(1) 饮食规律，三餐定时，合理分配三餐的质与量，做到早吃好、午吃饱、晚吃少，不暴饮暴食，尽量不吃宵夜。

(2) 饮食宜清淡，少吃肥腻甘厚的食物，比如油炸食品、甜点、糯米饭、肥肉等，这些食物会加重脾胃负担，导致食物堆积在消化道难以消化，从而引发脘腹胀满、食欲缺乏等不适。

(3) 饮食多样化，粗细搭配、荤素搭配，努力做到每天食用20种食物。

提高食欲，还要学会吃正确的食物。

(1) 少吃生冷寒凉的食物，比如冰镇水果、冰镇饮料、冰激凌等，这些食物进入人体后会使脾胃功能失调。

(2) 少吃刺激性食物，古人说过犹不及，过凉、过热、过辣、过酸的食物不仅刺激味蕾还会导致消化系统出现应激反应，诱发炎症、溃疡。

(3) 多吃新鲜的食物，少吃零食，少吃罐头、腊肉、香肠等食物。

(4) 适量吃养胃健脾的食物，比如核桃、桂圆、山药、人参、红枣等。

(5) 多吃开胃的食物，比如山楂、生姜、橘子、柠檬等。

(6) 多吃色香味俱全的食物，可以从视觉、味觉和嗅觉全方位提高食欲。

(7) 戒烟戒酒。

温馨叮咛　　优雅的就餐环境和温馨的就餐氛围有助提高食欲，建议在明亮、整洁的环境中就餐，就餐时可以放些舒缓的音乐，比如钢琴曲《水边的阿狄丽娜》《致爱丽丝》《卡农》等。

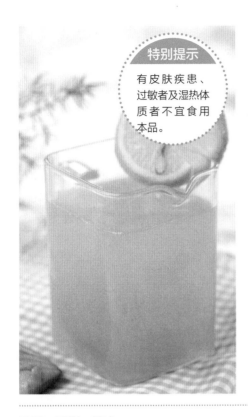

特别提示

有皮肤疾患、过敏者及湿热体质者不宜食用本品。

健胃，开胃，止呕

芒果汁

原料：

芒果200克，柠檬1/4个。

做法：

(1) 芒果去皮、去核，切小块；柠檬去皮、去籽，切小块。

(2) 将芒果块、柠檬块倒入豆浆机中，加凉白开到机体水位线间，接通电源，按下"果蔬汁"键，搅打均匀，过滤即可。

营养功效：

芒果具有益胃、生津、止呕等功效，柠檬同样可以健脾开胃，两者同食可提高食欲。

健脾，开胃，消食

山楂粥

原料：

鲜山楂30克，大米100克，白糖适量。

做法：

(1) 山楂洗净、去籽，放入锅中，加适量清水浸泡5~10分钟；大米洗净。

(2) 将浸泡山楂的锅置火上，加适量清水煮沸，倒入大米，小火熬煮成粥，调入白糖，继续煮2分钟即可。

营养功效：

山楂具有健脾胃、消食积、散瘀血等功效，尤其适合食肉过多导致的食欲缺乏。

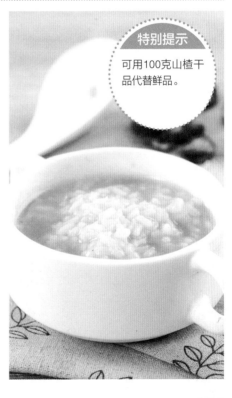

特别提示

可用100克山楂干品代替鲜品。

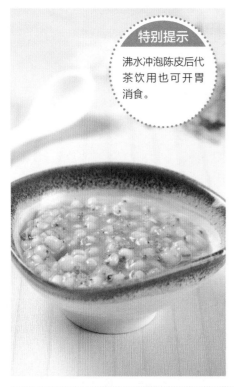

特别提示

沸水冲泡陈皮后代茶饮用也可开胃消食。

和胃，健脾，消食

麦芽陈皮粥

原料：

生麦芽10克，陈皮3克，砂仁1.5克，大米30克，白糖适量。

做法：

(1) 将生麦芽、陈皮、砂仁一起研成细末；大米淘洗干净。

(2) 锅中加适量清水，煮沸后倒入大米、白糖，小火煮至米烂成粥，加入生麦芽、陈皮、砂仁细末拌匀即可。

营养功效：

生麦芽可健胃消食；砂仁可化湿开胃、温脾止泻、理气安胎；陈皮可理气健脾、燥湿化痰。这款粥有和胃理气、健脾消食的作用，可有效改善脾胃亏虚、食欲缺乏、脘腹胀满等症状。

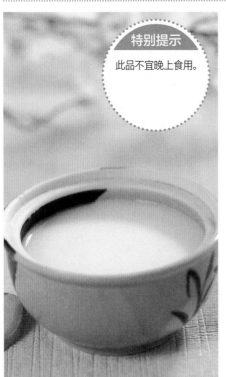

特别提示

此品不宜晚上食用。

健脾养胃，开胃止呕

姜汁炖奶

原料：

鲜牛奶120毫升，姜汁1茶匙。

做法：

(1) 鲜牛奶及姜汁入碗拌匀，加50毫升水搅匀。

(2) 将调好的奶浆放入蒸笼，隔水蒸约8分钟即可。

营养功效：

牛奶可补脾养胃、润泽肌肤、滋补强身；姜汁可开胃止呕、解毒散寒。本羹具有振奋胃功能、帮助消化、滋补养颜等功效。

开胃，消食，生津

乌梅山楂汤

原料：

乌梅10克，鲜山楂4个，冰糖适量。

做法：

(1) 乌梅洗净；鲜山楂洗净，去蒂，切开，除籽。

(2) 锅置火上，倒入适量清水，放入乌梅、山楂，大火煮沸后转小火煮30分钟，加冰糖煮至化开，滤出汤汁即可。

营养功效：

乌梅可生津润肺、防老抗衰；山楂可开胃健脾、消积滞。这款汤具有开胃消食、健脾舒胃及延缓衰老等功效。

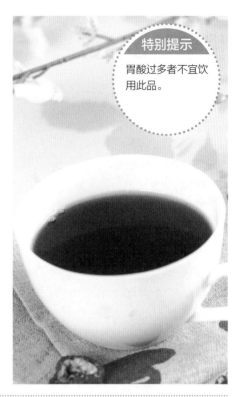

特别提示

胃酸过多者不宜饮用此品。

健脾，开胃，促消化

萝卜酸梅鸭肫汤

原料：

白萝卜200克，鸭肫150克，乌梅30克，姜片、葱段、盐、料酒、花椒、新鲜薄荷叶各适量。

做法：

(1) 白萝卜去皮，洗净，切块；鸭肫洗净，用温水浸软，打花刀，放入有料酒的开水锅内略焯，再用清水洗净。

(2) 将鸭肫、葱段、姜片、花椒放入已经煲滚的水锅中，煲至鸭肫即将熟烂；加入萝卜块，再煲20分钟，放盐、新鲜薄荷叶烧至入味即可。

营养功效：

鸭肫可开胃健脾、消积滞；白萝卜可健脾开胃、助消化、生津补水；乌梅可保护肠胃、防老抗衰。这款汤具有健脾养胃、延缓衰老等功效。

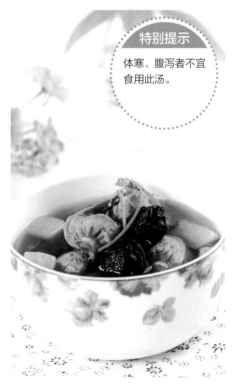

特别提示

体寒、腹泻者不宜食用此汤。

理气，健脾

柑橘橘皮羹

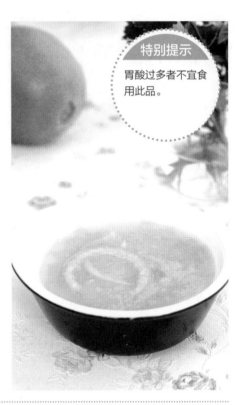

特别提示

胃酸过多者不宜食
用此品。

原料：

柑橘500克，甜菊、麦芽糖、柠檬汁各适量。

做法：

(1) 柑橘洗净，剥下橘皮，去籽，用果汁机打
碎；橘皮泡10分钟，切丝。

(2) 锅中加适量清水，放入甜菊、橘皮丝、橘肉
碎、麦芽糖，小火煮至浓稠，调入柠檬汁
即可。

营养功效：

柑橘可开胃理气、止渴润肺；橘皮可理气调
中、燥湿化痰；柠檬可化痰止咳、生津健脾。这
款羹具有开胃下食、降逆止呕、理气活血等功
效，适合食欲缺乏、不思饮食者食疗。

消食，开胃

茼蒿炒萝卜丝

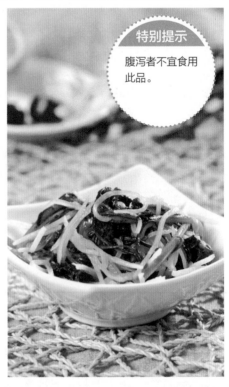

特别提示

腹泻者不宜食用
此品。

原料：

萝卜500克，茼蒿250克，花椒、鸡汤、盐、水淀
粉、植物油、香油各适量。

做法：

(1) 萝卜洗净，去皮，切丝；茼蒿洗净，切段。

(2) 油锅烧至七成热时放入花椒炸香，除去花
椒，将萝卜丝放入热锅中煸炒，倒入鸡汤。

(3) 萝卜丝烧至七成熟时再加入茼蒿段翻炒，加
盐调味，熟透后用水淀粉勾稀芡，淋上香油
起锅即可。

营养功效：

茼蒿含有香味特殊的挥发油，具有消食开胃
的作用；萝卜可清热生津、凉血止血、消食化
滞。这款菜可消食、开胃、宽肠，有助提高
食欲。

用脑过度不用怕，补脑的好东西全在这

用脑过度会导致大脑长期处于紧张状态，脑血管紧张度较高，对脑部的供氧、供血要求要比平时高出许多。随着年龄的增长，大脑也会开始衰老，出现记忆力下降等表现。因此，经常用脑的女性应积极为大脑补充营养，刺激脑神经细胞的新陈代谢，让大脑保持活力。

有益大脑的营养素及食物来源

营养素	作用	食物来源
蛋白质	蛋白质是脑细胞的主要成分之一，可控制脑神经细胞的兴奋与抑制，帮助记忆与思考	瘦猪肉、牛肉、羊肉、鸡肉、鸭肉、鱼类、虾、鸡蛋、鸭蛋、牛奶、羊奶、黄豆、花生等
脂肪酸	卵磷脂、DHA等脂肪酸具有增强大脑活力、消除大脑疲劳、增强记忆力、提高学习工作效率等功效	三文鱼、鳝鱼、鲤鱼、虾、兔肉、鸡蛋、鹌鹑蛋、牛奶、奶酪、黄豆、花生、核桃等
牛磺酸	牛磺酸是大脑发育不可或缺的营养素，具有提高记忆速度与正确性、延缓神经系衰老的作用	动物肝脏、虾、墨鱼、鱿鱼、章鱼、蛤蜊、牡蛎、海螺、扇贝、沙丁鱼、紫菜等
B族维生素	B族维生素在脑内的作用是帮助蛋白质代谢，并舒缓情绪，维持神经系统健康	酵母、全麦粉、玉米、燕麦、荞麦、小米、筱麦、糙米、红薯、鸡蛋、牛奶、菠菜、菜花、香蕉等
锌	锌是脑细胞生长的关键营养素，缺锌会影响大脑的功能，造成脑细胞减少	瘦猪肉、猪肝、羊肉、牡蛎、海参、鱼类、蛋黄、豆类、花生、小米、口蘑、香菇、萝卜、白菜等
碘	碘有"智力元素"的美称，缺碘会影响甲状腺激素的合成，进而影响神经系统、大脑功能	加碘食盐、海带、紫菜、裙带菜、海蜇、淡菜、海参、芹菜、山药、菠菜、核桃、柿子等
硒	缺硒会影响大脑中一些重要酶的活性，使得脑的结构发生改变，导致老年痴呆症、儿童智力低下	牛肉、羊肉、鸡肉、猪肝、牡蛎、鱿鱼、沙丁鱼、贝类、鸡蛋、紫菜、菌类、糙米、燕麦等
水	水可以润养脑细胞，缺水会影响大脑功能，严重缺水时甚至会导致大脑萎缩	温开水、粥、汤、果汁、西瓜、椰子、梨、草莓等

常吃这些食物，吃出最强大脑

核桃

现代医学研究发现，核桃含有的不饱和脂肪酸是大脑组织细胞代谢的重要物质，能营养脑细胞，增强记忆力。

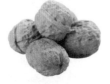

芝麻

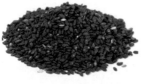

芝麻是补肝肾、益精血、润肠燥的优质食材，含有丰富的卵磷脂和蛋白质，常吃可增强智力的敏锐度，有助于增强专注力和记忆力。

黄豆

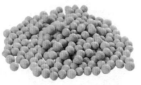

黄豆富含的不饱和脂肪酸能修复受损的脑细胞，可维持神经细胞的正常功能，并增强大脑神经系统功能，预防老年痴呆症。

桂圆

中医认为久服桂圆可强魂聪明、轻身不老、通神明、开胃益脾。现代医学认为，桂圆富含的葡萄

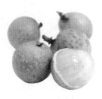

糖、蔗糖能够营养大脑，具有调节大脑皮质功能、改善记忆力的功效。

花生

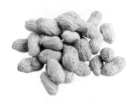

花生中蛋白质、氨基酸、卵磷脂、胆碱等营养物质含量丰富，经常食用可促进脑细胞发育，延缓脑功能衰退，增强记忆力。

金针菇

金针菇有"增智菇"的美称，含有人体必需氨基酸成分较全，其中赖氨酸和精

氨酸含量尤其丰富，并且牛磺酸、B族维生素、锌的含量也很高，可以起到营养脑细胞、增强脑功能、改善记忆力等作用。

兔肉

兔肉被誉为"保健肉""荤中之素"，富含蛋白质、氨基酸和卵磷脂，可促进大脑发育，有健脑益智的功效。

三文鱼

三文鱼中含有丰富的不饱和脂肪酸，不仅能够有效

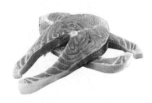

降低血脂和血胆固醇，防治心血管疾病，其中的ω-3脂肪酸更是维持脑部、视网膜及神经系统健康必不可少的物质，经常食用可起到增强脑功能、提高记忆力、防止老年痴呆症的功效。

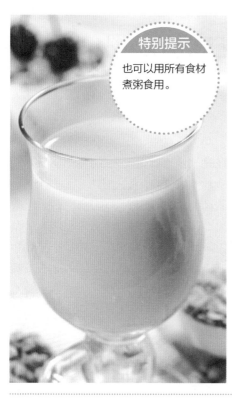

特别提示

也可以用所有食材煮粥食用。

增强记忆力

燕麦核桃豆浆

原料：

黄豆50克，燕麦片20克，核桃5枚。

做法：

(1) 黄豆用水浸泡10~12小时，洗净。

(2) 将所有原料放入豆浆机中，加凉白开到机体水位线间，接通电源，按下"五谷豆浆"启动键，20分钟左右豆浆即可做好。

营养功效：

黄豆、核桃所含的不饱和脂肪酸和蛋白质可以增强脑功能、提升记忆力；燕麦所含的B族维生素同样可以滋养脑细胞。这款豆浆可健脑益智、降脂润肠。

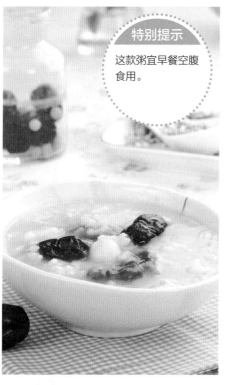

特别提示

这款粥宜早餐空腹食用。

健脑益智

桂圆莲子粥

原料：

桂圆肉、红枣、莲子各15克，大米50克，白糖适量。

做法：

(1) 红枣洗净、去核；莲子去心；大米淘净。

(2) 将所有原料放入锅中，加清水适量，大火煮沸后转小火熬至粥熟烂，加入白糖调味即可。

营养功效：

桂圆可补虚长智、养血益脾、补心安神；莲子可补脾止泻、益肾涩精、养心安神。这款粥具有健脑益智、补养心脾的作用，尤其适合心脾两虚引起的记忆力减退者食用。

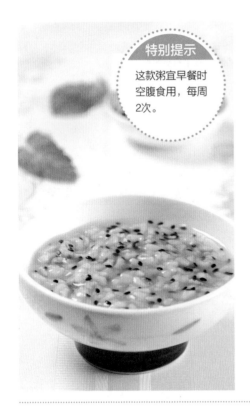

特别提示

这款粥宜早餐时空腹食用，每周2次。

预防老年痴呆

黑芝麻糙米粥

原料：

糙米80克，黑芝麻50克，白糖少许。

做法：

(1) 糙米洗净，浸泡1小时；黑芝麻炒熟，研碎。

(2) 锅中加适量清水，用大火煮沸，放入糙米，转小火熬煮45分钟，放入黑芝麻续煮5分钟，加入白糖调味即可。

营养功效：

黑芝麻含有丰富的蛋白质、卵磷脂以及维生素E；糙米中B族维生素含量丰富。两者同食可健脑益智、滋补肝肾。

健脑益智

鸡蛋鱼粥

原料：

大米100克，小鱼50克，鸡蛋2个，高汤500毫升，葱花、香油、盐各适量。

做法：

(1) 大米洗净；小鱼洗净，去鳃、去鳞；鸡蛋磕入碗中，加适量清水、盐调匀，蒸熟备用。

(2) 锅中加适量清水，煮沸后倒入大米和高汤，小火熬煮至八分熟，放入小鱼，熬至鱼熟米烂。

(3) 将蒸鸡蛋倒入粥上，撒入葱花，淋上香油即可。

营养功效：

鸡蛋和鱼都是健脑的好食材，所含的优质蛋白质、多不饱和脂肪酸以及B族维生素是维持大脑功能的重要营养物质。这款粥可健脑益智、润肤美容。

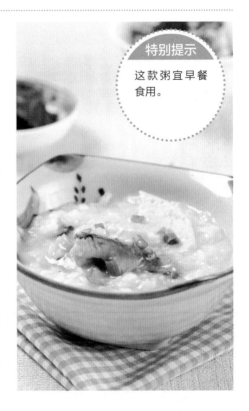

特别提示

这款粥宜早餐食用。

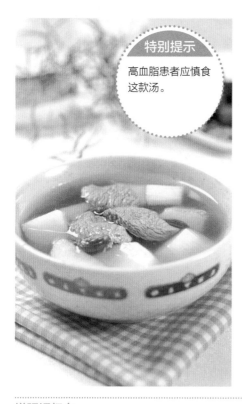

特别提示

高血脂患者应慎食这款汤。

滋养脑细胞

山药牛肉汤

原料：

山药200克，牛肉100克，枸杞子5克，盐少许。

做法：

(1) 牛肉洗净，焯水后捞起，冲净，切片；山药削皮，洗净，切块。

(2) 将牛肉片放入炖锅中，加适量清水，用大火煮沸后转小火慢炖1小时，加入山药块、枸杞子续煮10分钟，加盐调味即可。

营养功效：

牛肉富含优质蛋白质、多种氨基酸以及钙、磷、铁、镁、钾、锌等多种矿物质，可以为大脑提供多种营养物质，起到滋养脑细胞的作用。这款汤可健脑、补脾胃、强筋骨。

增强记忆力

香甜核桃饼

原料：

面粉200克，熟核桃仁40克，鸡蛋3枚，酸奶100克，白糖、盐、泡打粉、黄油、熟黑芝麻、植物油各适量。

做法：

(1) 鸡蛋搅打均匀成蛋液；熟核桃仁、熟黑芝麻磨碎；面粉加入适量温水、盐、白糖和泡打粉、蛋液、酸奶、黄油揉匀，再加入核桃芝麻碎和匀，醒发30分钟左右。

(2) 将醒发好的面团揪成若干个小剂子，揉成圆形，盖上保鲜膜松弛15分钟后，将小剂子按压成饼，油锅小火两面煎熟即可。

特别提示

胆固醇偏高的女性不宜食用这款点心。

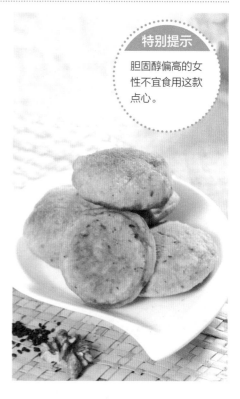

营养功效：

核桃中含有丰富的ω-3脂肪酸；鸡蛋黄中含有丰富的卵磷脂。这两种营养物质皆有健脑益智的作用，经常食用可健脑益智、补肾壮骨。

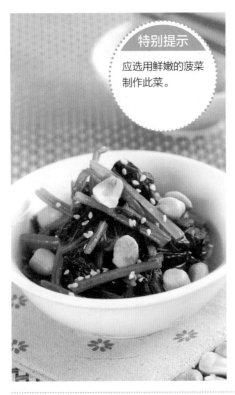

特别提示

应选用鲜嫩的菠菜制作此菜。

健脑，解毒，润燥

菠菜拌花生

原料：

菠菜250克，煮熟花生50克，姜末、蒜末、盐、醋、香油各少许。

做法：

(1) 菠菜洗净，焯熟捞出，过凉，切段。

(2) 将菠菜段、煮熟花生、姜末、蒜末、盐、醋、香油拌匀即可。

营养功效：

　　花生中含有的卵磷脂是神经系统必需的重要营养物质，能延缓脑功能衰退；菠菜含有丰富的B族维生素，具有利五脏、助消化、活血脉等功效。这款菜可健脑解毒、润燥补血。

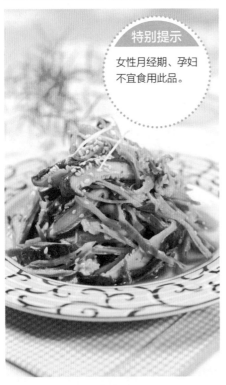

特别提示

女性月经期、孕妇不宜食用此品。

健脾解毒，健脑益智

兔肉蘑菇丝

原料：

熟兔肉100克，蘑菇50克，葱白25克，辣椒油、酱油、醋、白糖、香油、芝麻酱、花椒粉各适量。

做法：

(1) 熟兔肉、葱白分别切丝，蘑菇煮熟。

(2) 葱白丝、蘑菇垫底，熟兔肉丝盛入盘内。

(3) 用酱油将芝麻酱分次调散，加入其他调味料调匀成味汁，淋于兔丝上即可。

营养功效：

　　兔肉富含卵磷脂，经常食用可促进大脑发育，有健脑益智的功效；蘑菇中含有丰富的硒元素，有助维持大脑健康。这款菜可健脾利湿、健脑益智。

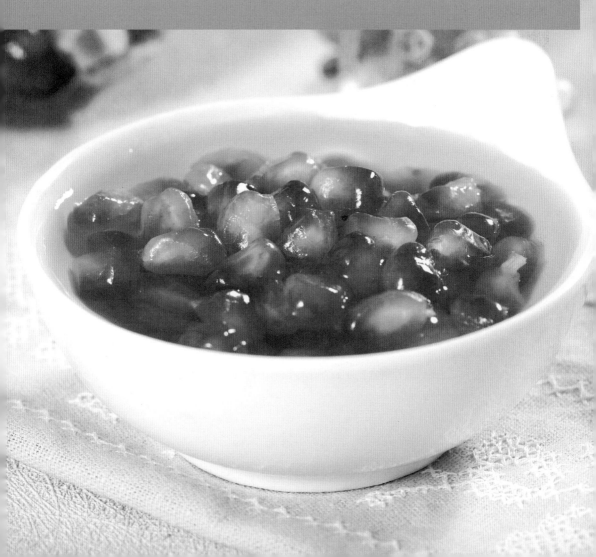

7 Chapter

红颜不老的小偏方

永远十八岁是每个女人的梦想，但是随着岁月的流逝，脸上也会留下岁月的痕迹：黑斑、皱纹、干燥、痘印……想要摆脱这些恼人的美丽杀手，饮食调养必不可少。吃对食物，让你变白、变瘦、变美！

美白祛斑，养出瓷肌不是梦

一白抵三俏，教你吃出白嫩肌肤

想做白白嫩嫩的"白雪公主"，饮食需注意以下几个方面。

少吃感光食物

感光食物富含铜等金属元素，食用后会使肌肤更容易受到紫外线侵害，增加皮肤中的黑色素含量，导致皮肤变黑或长斑。常见的感光食物有苋菜、油菜、韭菜、莴笋、芹菜、香菜、土豆、橘子、紫菜、田螺、木瓜、无花果等。

远离油炸食品

炸鸡、鸡米花、薯条、薯片、油条、焦圈、油炸糕等油炸食品中含有大量的氧化物，经常食用会加速肌肤老化，导致肌肤长斑、长痘、缺水。

多吃富含果酸的食物

果酸广泛存在于水果中，比如葡萄、苹果、樱桃、草莓等，具有防止色素沉着、淡化皮肤皱纹、去除角质、治疗青春痘等作用。

多吃富含维生素C的食物

维生素C可阻断黑色素生成，提升肌肤透白度，绿叶蔬菜、丝瓜、番茄、红枣、柚子、猕猴桃等含有丰富的维生素C。

多吃富含维生素E的食物

维生素E是保持肌肤健康不可或缺的营养素，可抑制衰老、防止色斑形成，使皮肤白嫩光滑、富有弹性。富含维生素E的食物有核桃仁、芝麻、花生、黄豆、玉米油、芝麻油等。

多吃富含膳食纤维的食物

膳食纤维有助于排出体内毒素，防止毒素在人体中沉积，因此经常食用富含膳食纤维的食物可防止肤色因毒素堆积而变得暗淡。富含膳食纤维的食物有粗粮（玉米、糙米、燕麦等）、薯类（红薯、紫薯、土豆等）、蔬菜（空心菜、白菜、圆白菜等）。

多喝水

多喝水是最简单、方便、实用的美白方法，能够帮助肌肤排出毒素，避免色素沉着。最健康的水是白开水，脾胃虚寒的女性不宜饮用凉白开，最好喝放至温热的开水为肌肤补水。

食物中的祛斑圣手助你轻松告别斑斑点点

色斑形成的根本原因是体内有异常黑色素病变，沉积在皮肤表面，医学上称为黑色素病变。经常食用富含多种微量元素、维生素的具有美白祛斑功效的食物可以活化皮肤、减少色素沉着，让女性轻松告别影响容貌的斑点。

番茄

番茄富含的番茄红素、维生素C能中断黑色素生成，通过干扰黑色素的合成保持肌肤白皙，经常食用可消除雀斑。

猕猴桃

猕猴桃有"美肤金矿"的美誉，含有极其丰富的维生素C，能够有效抑制皮肤内多巴醌的氧化作用，使皮肤中深色氧化型色素转化为还原型浅色素，干扰黑色素的形成，保持皮肤白皙无瑕。

樱桃

樱桃含有丰富的维生素C和果酸，能有效阻挡黑色素形成，促进肌肤的新陈代谢，起到美白肌肤、防止肌肤衰老的作用。

丝瓜

丝瓜具有清热排毒、化痰止咳等功效，富含的维生素C可以起到保护肌肤、淡斑祛斑的作用，经常食用可保持肌肤白嫩。

圆白菜

圆白菜富含的维生素E能够破坏自由基的化学活性，能够抑制皮肤衰老，对消除黄褐斑也有一定的辅助作用。此外，圆白菜也是富含维生素C的食物，经常食用有助于美白、细嫩肌肤。

石榴

石榴营养丰富，维生素C含量比苹果、梨高出2倍，果酸、水的含量同样丰富，经常食用可淡化色斑，保持肌肤白皙水嫩。

草莓

草莓含有多种果酸、维生素C，具有美白肌肤、滋润保湿的功效，常食可避免肌肤色素沉着，令皮肤清新、光滑、白皙。

荔枝

荔枝含有多种维生素和矿物质，经常食用可促进微细血管的血液循环，能够有效防止雀斑形成，使得肌肤更加水嫩、光滑。

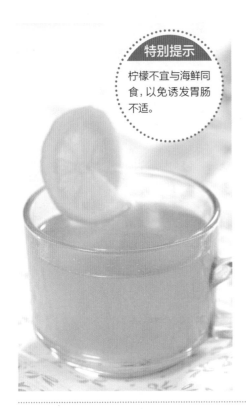

特别提示

柠檬不宜与海鲜同食，以免诱发胃肠不适。

美白养颜

圆白菜汁

原料：

圆白菜100克，柠檬1/4个。

做法：

(1) 圆白菜洗净，切小块；柠檬洗净，去皮、去籽，切小块。

(2) 将所有原料放入榨汁机中，加凉白开到机体水位线间，接通电源，按下"果蔬汁"启动键，搅打均匀即可。

营养功效：

　　圆白菜所含的维生素C和维生素E可以有效保护皮肤，减少黑色素沉着，与柠檬同食具有美白养颜、活化皮肤表皮细胞等功效。

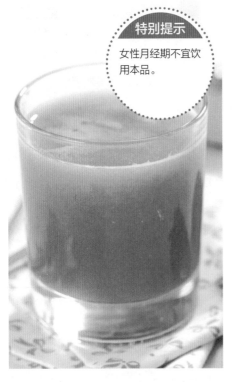

特别提示

女性月经期不宜饮用本品。

淡斑，美白

草莓哈密瓜菠菜汁

原料：

草莓、哈密瓜各100克，菠菜50克。

做法：

(1) 草莓洗净，切小块；哈密瓜洗净，去皮、籽，切小块；菠菜洗净，焯水后过凉水，切小段。

(2) 将上述食材放入榨汁机中，加凉白开到机体水位线间，接通电源，按下"果蔬汁"启动键，搅打均匀即可。

营养功效：

　　草莓、哈密瓜、菠菜都是富含维生素C的食物，同食具有祛痘靓肤、淡斑美白等美容功效。

补水，淡斑，祛痘

苹果鲢鱼汤

原料：

苹果2个，鲢鱼100克，瘦猪肉80克，红枣4枚，清汤、葱段、姜片、盐、胡椒粉、料酒、植物油各适量。

做法：

(1) 苹果洗净，去核、去皮，切成瓣；鲢鱼收拾干净，切为三大块；瘦猪肉洗净，切薄片；红枣洗净，去核。

(2) 油锅烧热，放入葱段、姜片、鱼块，用小火煎至两面稍黄，倒入料酒，加入瘦猪肉片、红枣，注入适量清汤，转中火炖煮；待汤汁变白，加入苹果瓣，调入盐、胡椒粉，续炖20分钟左右即可。

营养功效：

苹果能够抑制皮肤中黑色素沉着，淡化面部雀斑及黄褐斑，还可使毛孔通畅，有祛痘作用，与鲢鱼同食可滋养肌肤、淡斑祛痘。

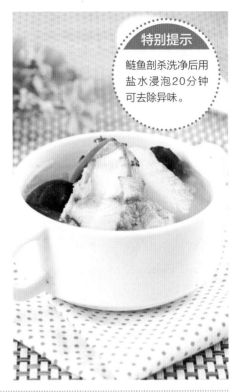

特别提示

鲢鱼剖杀洗净后用盐水浸泡20分钟可去除异味。

祛斑美白

番茄牛肉汤

原料：

番茄、牛肉各100克，葱段、姜片、料酒、酱油、胡椒粉、盐、植物油各适量。

做法：

(1) 番茄洗净，去皮，切块；牛肉洗净，切块，下锅加适量清水，煮沸后撇去浮沫，捞出。

(2) 油锅烧热，爆香葱段和姜片，倒入牛肉翻炒，加少许料酒、酱油，加入一半番茄块，使之上色入味，然后加入一碗清水，小火炖煮至牛肉软烂；将剩下的另一半番茄块入锅续煮5分钟，加盐、胡椒粉调味即可。

营养功效：

番茄可有效阻止外界紫外线、辐射对肌肤的伤害，具有美白、祛斑的功效，与牛肉同食可以起到补水、嫩肤、美白的作用。

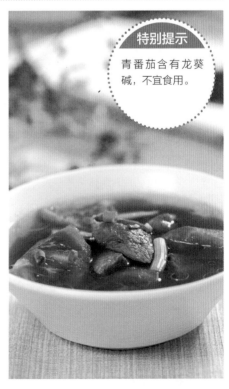

特别提示

青番茄含有龙葵碱，不宜食用。

美白，润燥，活血

玫瑰杏仁豆腐

原料：

甜杏仁150克，琼脂、玫瑰花蜜各5克，白糖适量。

做法：

(1) 甜杏仁用沸水焯一下，去皮洗净，用粉碎机打成碎末，加水适量，放置15分钟后取汁备用。

(2) 琼脂用水泡软，置于砂锅内，加入清水上火煮制。琼脂煮化后加白糖、杏仁汁、玫瑰花蜜，煮沸后倒入碗中冷却即可。

营养功效：

　　玫瑰可行气、活血、化瘀、调和脏腑，有改善皮肤暗淡无光的作用；杏仁营养丰富，具有美白的作用。这款甜点可疏肝活血、润燥养颜。

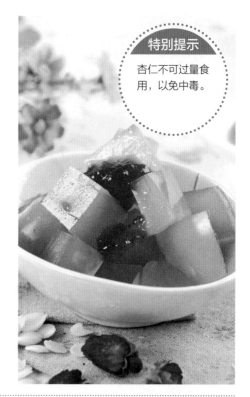

特别提示

杏仁不可过量食用，以免中毒。

淡斑，美白，滋润

豌豆炒虾仁

原料：

虾仁250克，嫩豌豆100克，黄瓜半根，红椒1个，水淀粉、植物油、香油、料酒、盐各适量。

做法：

(1) 嫩豌豆洗净，用淡盐水汆烫一下；黄瓜洗净，对半切后再切片；红椒洗净，去籽，切小块。

(2) 锅烧热，倒入植物油，三成热时放入虾仁快速划炒，变色即可盛出。

(3) 锅留底油加热，放入嫩豌豆、黄瓜片、红椒块翻炒几下，再加入料酒、盐翻炒片刻，加入虾仁，用水淀粉勾芡，淋上香油即可。

营养功效：

　　《本草纲目》中记载豌豆可"去黑黯，令面光泽"，与虾仁同食可补中益气、健脾渗湿，适用于湿浊内阻导致的皮肤暗沉。

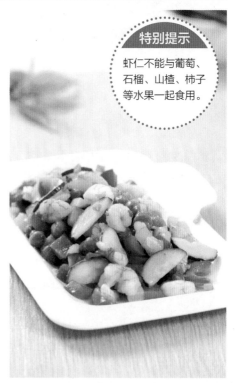

特别提示

虾仁不能与葡萄、石榴、山楂、柿子等水果一起食用。

祛除皱纹，让你的肌肤Q弹有致

皮肤最喜欢的营养素：维生素E

维生素E是一种重要的脂溶性维生素，具有强大的抗氧化性，可以保护其他易被氧化的物质，同时可以保护细胞免受自由基伤害，延缓人体细胞因氧化而造成的老化，保持肌肤的弹性。

成年女性每天需要摄入14毫克维生素E，摄取不足会导致女性雌激素分泌不足，造成习惯性流产。同时，缺乏维生素E的女性更容易患上动脉硬化、近视。

富含维生素E的食物

谷物	麦芽、全麦、玉米、燕麦、薏米、糙米等
蔬菜	南瓜、胡萝卜、菠菜、莴笋等
油脂类	黄豆油、花生油、芝麻油、橄榄油、葵花籽油、鱼肝油等
动物性食物	瘦猪肉、猪肝、羊肝、鸭肝、鸡蛋、鸭蛋、鹌鹑蛋等
豆类	黄豆、黑豆、豌豆等
坚果类	核桃仁、杏仁、松子、花生、榛子等

你的皱纹也许是吃出来的

产生皱纹的原因很多，空气污染、皮肤护理不当、不防晒、不良的生活习惯等都会导致皱纹悄悄爬上脸。也许你不会想到，皱纹的产生还跟不良的饮食习惯有关，下面我们就来找出它们。

不吃早餐

不吃早餐意味着人体将有10～16个小时得不到食物的滋养，这时候人体只能动用体内储存的糖原和蛋白质满足新陈代谢的需求，因此长期不吃早餐就会导致皮肤干燥起皱、脸色苍白或蜡黄。

长期素食

肉类含有丰富的胶原蛋白、维生素E等保持皮肤健康的营养素，胶原蛋白能使皮肤保持弹性，如果缺乏会使皮肤过早老化而出现皮肤干燥和萎缩。如果长期坚持素食，皮肤缺少维持弹性的营养素，自然会变得干燥、缺乏弹性。

嗜食腌制食品

过量摄入食盐会导致早衰，腌制食品中含有大量的盐和致癌物亚硝酸盐，经常食用会导致女人未老先衰，出现鱼尾纹、法令纹。

喝饮料补水

可乐、果汁饮料、咖啡等饮料不仅不能为皮肤补充水分，相反还需要身体自身的水分来帮助代谢，进一步加重皮肤缺水，导致皱纹早生。

吸烟喝酒

烟草中的尼古丁会加快皱纹的形成，吸烟的动作也容易导致鱼尾纹出现；喝酒导致身体内酒精骤增，会减少皮肤水分，进而加速皮肤衰老。

轻松吃掉皱纹的饮食法

多喝白开水

每天8杯水，尽量少喝各种饮料，养成喝白开水的好习惯。除了喝水，还可以通过吃粥、喝汤、吃水果为皮肤补充水分，预防皱纹早生。

多喝骨头汤

猪骨汤、牛骨汤、羊骨汤、鸡骨汤等汤中含有丰富的软骨素，这种营养物质是构成皮肤弹性纤维的最主要物质，可以延缓皮肤皱纹产生，保持皮肤弹性。

多吃富含胶原蛋白的食物

胶原蛋白是皮肤的主要成分，占皮肤细胞中蛋白质含量的71%以上，胶原蛋白使细胞变得丰满，从而使肌肤充盈，保持皮肤弹性与润泽。缺乏后肌肤更容易出现皱纹。富含胶原蛋白的食物主要有猪蹄、猪皮、海参、银耳等。

多吃富含膳食纤维的食物

便秘会导致毒素堆积在体内无法排出，被血液再次带进体内循环，导致皮肤干燥、长斑、衰老。

常吃补肾的食物

肾为先天之本，肾虚是衰老的根本原因，衰老的主要表现为皮肤衰老，即"人老先从皮肤老"，因此常吃些补肾的食物可以延缓皮肤衰老。

紧致肌肤就吃这6种食物

牛奶

牛奶被誉为"白色血液"，富含的维生素A、维生素B$_2$、乳清以及油脂可以改善皮肤细胞活性，有助于延缓皮肤衰老，减少小皱纹，保持皮肤白皙、水嫩。

海参

海参具有补肾、益精髓等功效，所含的硫酸软骨素可以调节女性内分泌，从而起到延缓肌肤衰老、推迟更年期的作用。经常食用海参可以保持皮肤润泽、光滑、细腻，减少皱纹。

灵芝

《本草纲目》中记载灵芝"苦，平，无毒……益心气，补中，增智慧，不忘。久食，轻身不老。"灵芝可以调节皮肤水分，恢复皮肤弹性，使皮肤细腻、光滑、湿润。

香菇

香菇营养丰富，经常食用可以促进血液循环，有助于促进皮肤细胞新陈代谢、预防皱纹产生，是抗衰老、滋养皮肤的优质食材。

芝麻

《神农本草经》中记载芝麻"主伤中虚羸，补五内，益气力，长肌肉，填髓脑"。富含的维生素E对保持肌肤健康有显著作用，经常食用可以起到抗衰延年的作用，让皮肤保持润泽和弹性。

猪蹄

猪蹄含有丰富的维生素A、维生素E、胶原蛋白，可补虚弱、填肾精、健腰膝，常吃可以有效改善皮肤组织细胞的储水功能，保持皮肤细胞湿润丰盈，防止皮肤过早出现皱纹，延缓皮肤的衰老进程。

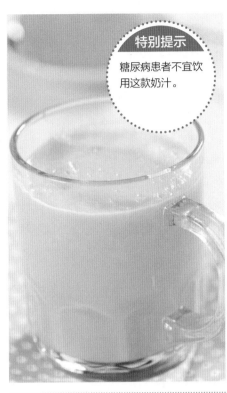

特别提示

糖尿病患者不宜饮用这款奶汁。

美容去皱

南瓜牛奶汁

原料:

南瓜200克,牛奶100克,蜂蜜适量。

做法:

(1) 南瓜洗净,去皮,切小块,置锅中蒸熟。

(2) 将所有食材放入榨汁机中,加凉白开到机体水位线间,接通电源,按下"果蔬汁"启动键,搅打均匀即可。

营养功效:

牛奶中富含维生素A、维生素B$_2$以及维生素E,可以促进皮肤新陈代谢,防止皮肤干燥、暗沉;南瓜所含的胡萝卜素进入人体后可保护肌肤。这款奶汁可美容去皱、嫩肤护肤。

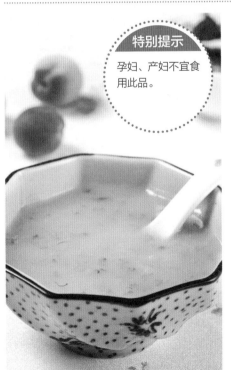

特别提示

孕妇、产妇不宜食用此品。

抗皱,润肤,祛斑

杏仁桂花粥

原料:

杏仁12克,桂花6克,冰糖适量。

做法:

(1) 杏仁捣碎,放入锅内加适量清水煮15分钟。

(2) 放入桂花,继续煮10分钟,加入冰糖调味即可。

营养功效:

杏仁具有消斑抗皱、润泽肌肤、通利血络、清热解毒、祛湿散结等功效,与桂花同食可护肤、祛斑、抗皱。

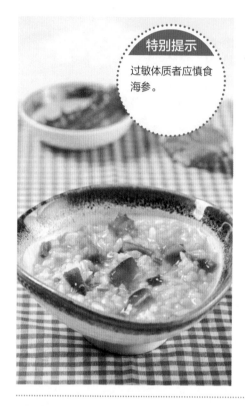

特别提示

过敏体质者应慎食海参。

恢复皮肤弹性

海参粥

原料：

海参50克，大米100克，葱花、姜末、盐各适量。

做法：

(1) 大米淘洗干净；海参泡发，剖开腹部，挖去内脏，刮洗干净，切碎，加水煮熟。

(2) 锅中加适量清水，煮沸后倒入大米与海参碎，小火熬煮成粥，加葱花、姜末、盐调味即可。

营养功效：

海参可补肾、益精髓，有助于延缓皮肤衰老，平复和淡化皱纹。这款粥可补虚养身、防癌抗癌。

减少皱纹

香蕉燕麦奶糊

原料：

香蕉1根，牛奶250克，燕麦片50克，葡萄干25克，蜂蜜少许。

做法：

(1) 香蕉去皮，切片备用。

(2) 锅中加适量清水，放入香蕉片、牛奶、燕麦片以及葡萄干，小火煮沸，放至温热后加适量蜂蜜调味即可。

营养功效：

牛奶可以为皮肤提供油脂，使皮肤光滑滋润，避免因干燥而形成的皱纹；燕麦可排出体内毒素，有助于保持肌肤光洁；香蕉能够安抚神经、缓解失眠和焦躁，有助减少因疲劳引起的面部皱纹。这款奶糊可美容养颜、抗衰安神。

特别提示

这款奶糊不宜空腹食用。

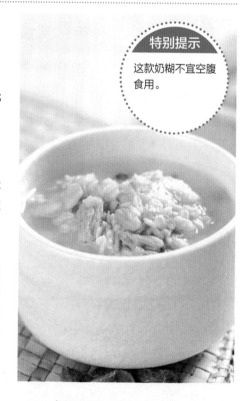

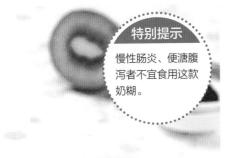

特别提示

慢性肠炎、便溏腹泻者不宜食用这款奶糊。

润燥，抗皱，安神

杏仁牛奶芝麻糊

原料：

甜杏仁150克，核桃仁75克，白芝麻、糯米各40克，黑芝麻30克，鲜牛奶250毫升，冰糖、果粒各适量。

做法：

(1) 先将黑白芝麻炒至微香，与甜杏仁、核桃仁一起擀碎。

(2) 将冰糖与适量清水煮沸，放入糯米、鲜牛奶煮一沸后，撒上果粒、果仁碎，小火煮沸即可。

营养功效：

　　黑芝麻富含维生素E，经常食用可以使皮肤保持润泽和弹性；甜杏仁、核桃仁、牛奶同样是具有美容护肤的效果。这款奶糊可减少皱纹、安神润燥。

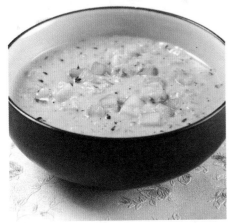

延缓皮肤衰老

猪蹄红枣汤

原料：

猪蹄500克，红枣10枚，胡萝卜100克，盐、料酒、胡椒粉各适量。

做法：

(1) 猪蹄洗净，用刀将猪蹄从中间劈开，放入沸水余烫透，捞出；胡萝卜洗净，切成块；红枣洗净，去核。

(2) 砂锅中加适量清水煮沸，放入猪蹄块、红枣，小火炖至八成熟，放入胡萝卜块；待猪蹄煮至软烂时，加盐、料酒、胡椒粉调味即可。

营养功效：

　　猪蹄富含的胶原蛋白能有效改善皮肤组织细胞储水功能，使皮肤细胞保持湿润状态，防止皮肤衰老、过早出现皱纹；红枣营养丰富，可以延缓肌肤衰老、保持气色红润。这款汤可抗皱、补气血。

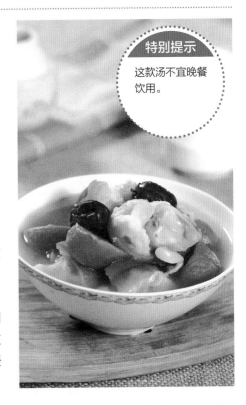

特别提示

这款汤不宜晚餐饮用。

纤体瘦身，"S"曲线也可以吃出来

想跟赘肉byebye，别碰这5类食物

零食

100克薯片提供的热量占全天需求量的27%，100克夹心饼干提供的热量占全天需求量的24%。要知道，营养专家建议早餐提供的热量占全天需求量的30%，一袋饼干或者一瓶可乐就相当于一大半早餐的热量。每天吃零食等于天天在加餐，热量摄入量大于消耗量，赘肉自然而然地出现了。

甜点

女孩子没有能抵抗甜点诱惑的，然而不论是中式的桂花糕、芙蓉糕、糖包，还是西式的果酱面包、奶油面包、派、蛋糕，它们都属于高热量、高糖、高脂肪、低维生素、低矿物质、低膳食纤维食物，小小一块等于一碗米饭，如果经常吃甜点，长胖是不可避免的。

高糖水果

很多女孩子喜欢吃水果减肥，认为水果好吃还不用担心长胖，事实却并非如此，水果的含糖量是不同的，分为低糖水果、中糖水果和高糖水果，许多吃起来并不甜的水果含糖量很高，误以为这些水果能减肥，只能越吃越肥。常见的高糖水果有甘蔗、椰子、菠萝蜜、芭蕉、香蕉、人参果、红枣等。

油炸食品

油条、油炸糕、麻团、焦圈、炸鸡、炸鱼、炸薯条、爆烤鸭，这些油炸食品都是深受喜爱的大众美食，不过美食大多不健康，这些油炸食品不仅高热量、高油脂，吃多了容易导致肥胖，还会损伤脾胃，导致瘀堵，形成易胖体质。

腌制食品

腌制食品对健康的危害巨大，常吃这类食品容易导致高血压、泌尿系统结石甚至癌症。此外，腌制食品由于属于高盐食品，经常食用还会造成水肿型肥胖。

不挨饿的减肥吃法，让你越吃越瘦

三餐定时定量

三餐应定时定量，早餐最好不要晚于8点，晚餐不要晚于19:30，20:00之后不要再进食，每餐吃七八分饱即可。忌暴饮暴食、三餐不规律，这样不仅会导致身体无法摄入充足的营养素，还会造成基础代谢下降，进而导致脂肪消耗量减少，诱发肥胖。

细嚼慢咽

脑和胃的反应并不同步，吃得太快会导致胃里已经饱了但是大脑还在发出"继续吃"的指令，造成进食过量。对于减肥的人来说，细嚼慢咽的过程还会消耗一定的热量，并产生"已经吃了很多东西"的感觉，有利于减肥。

用小餐具盛放食物

餐具的大小会影响食物摄取量，用小餐具盛放食物可以减少所盛食物，这样原本一份食物被分成了几份，自然会少吃一些。

吃健康零食

每餐七八分饱，在下一次进餐前饿了怎么办？当然不是建议大家忍耐饥饿，因为饿肚子会导致下一餐吃得更多。聪明的做法是吃些低热量、高营养的零食，比如低脂牛奶、酸奶、低糖水果（比如圣女果、柚子、李子、杏、柠檬、枇杷）等。

白肉代替红肉

首先，减肥不能不吃肉，以免导致皮肤松弛以及减肥后反弹。其次，可以吃鸡肉、鸭肉、鱼、虾等白肉，少吃猪肉、羊肉等红肉。

最减肥的10种好食材

冬瓜

冬瓜属于低能量、低脂肪的健康食品，含有丰富的丙醇二酸，这种物质能够有效地抑制糖类转化为脂肪，具有减肥降脂的功效。

黄瓜

和冬瓜一样，黄瓜也含有丰富的丙醇二酸，能够起到抑制糖类物质转变为脂肪的作用，经常食用可抑制脂肪堆积。此外，黄瓜所含的膳食纤维可以促进胃肠蠕动，增强饱腹感，帮助排出脂肪。

竹笋

竹笋具有低脂、低糖、多膳食纤维的特点，不仅能去积食、防便秘，还能增加饱腹感。

海带

海带富含膳食纤维，经常食用可增强饱腹感，促进胃肠蠕动，帮助排出体内垃圾和毒素。

豆芽

豆芽水分多、热量低，含有极其丰富的膳食纤维，是减肥降脂的优良食材。

苦瓜

苦瓜所含有的苦瓜素能阻止脂肪的吸收，调节人体新陈代谢，从而具有降脂、塑身的功效。

猕猴桃

猕猴桃所含的蛋白质分解酵素有助于将吃进去的蛋白质分解为小分子氨基酸，减少其变成体脂肪或内脏脂肪的机会。

苹果

苹果含糖量较低，富含的果胶有利于增强饱腹感、排出体内毒素，此外，苹果还含有大量的钾元素，可以防止腿部水肿。

木瓜

木瓜属于低热量水果，所含的木瓜酵素可帮助分解脂肪、减少胃肠的工作量，对腿部肥胖尤其有效。

柚子

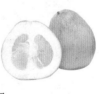

柚子含糖量低、水分多，所含的独特果酸成分能使新陈代谢更顺畅，有助轻松减肥。

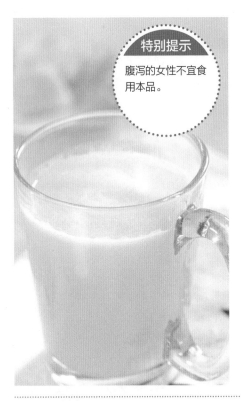

特别提示

腹泻的女性不宜食用本品。

纤体瘦身

菠萝姜汁

原料：

菠萝150克，生姜5克，蜂蜜适量。

做法：

(1) 菠萝去皮，切成小块；生姜洗净，切碎。

(2) 将所有食材放入榨汁机中，加凉白开到机体水位线间，接通电源，按下"果蔬汁"启动键，搅打均匀即可。

营养功效：

　　菠萝和生姜同食不仅可以起到健胃消食的作用，还能分解体内多余的脂肪，有助于纤体瘦身。

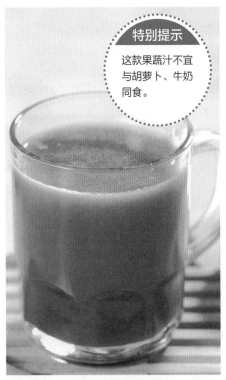

特别提示

这款果蔬汁不宜与胡萝卜、牛奶同食。

清肠减肥

萝卜荠菜柠檬汁

原料：

白萝卜、荠菜各100克，柠檬1/4个，蜂蜜适量。

做法：

(1) 白萝卜洗净，切成小块；荠菜洗净，切成小段；柠檬去皮、籽，切成小块。

(2) 将所有食材放入榨汁机中，加凉白开到机体水位线间，接通电源，按下"果蔬汁"启动键，搅打均匀即可。

营养功效：

　　白萝卜可消积滞、化痰热、宽中下气；荠菜可和脾、利水、止血、明目。两者都属于富含膳食纤维食材，同食可起到清肠减肥、降脂瘦身的功效。

纤体消肿

冬瓜黄瓜汁

原料:

冬瓜、黄瓜各150克,柠檬汁、蜂蜜各少许。

做法:

(1) 冬瓜洗净,去皮、瓤,切小块;黄瓜洗净,切小块。

(2) 放冬瓜块、黄瓜块置豆浆机中,加凉白开到机体水位线间,接通电源,按下"果蔬汁"启动键,搅打均匀后倒入杯中,加蜂蜜、柠檬汁调匀即可。

营养功效:

　　冬瓜、黄瓜都属于热量极低的蔬菜,减肥时食用既可以增加饱腹感,又能帮助减少赘肉。这款蔬菜汁尤其适合水肿型肥胖者食用,可以有效改善小腿水肿。

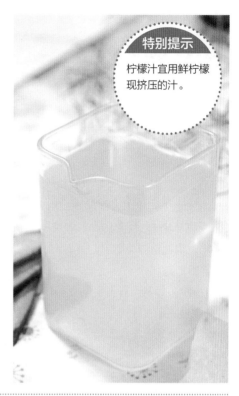

特别提示

柠檬汁宜用鲜柠檬现挤压的汁。

纤体排毒

绿豆荷叶粥

原料:

大米50克,绿豆100克,鲜荷叶30克,冰糖少许。

做法:

(1) 绿豆洗净,用温水浸泡2小时;大米淘洗干净,用冷水浸泡半小时,捞出;鲜荷叶洗干净。

(2) 锅内倒入冷水、绿豆,大火煮沸后转小火煮至半熟,加入荷叶、大米,继续煮至米烂豆熟,去除荷叶,加冰糖调味即可。

营养功效:

　　荷叶中的荷叶碱能够有效分解体内的脂肪,并阻止肠壁吸收脂肪,与绿豆同食可起到减肥降脂、排毒解暑的作用。

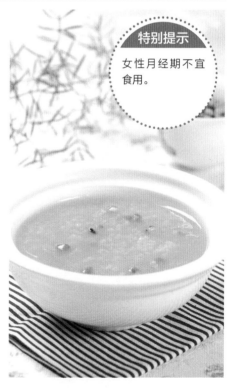

特别提示

女性月经期不宜食用。

减少下半身脂肪

翡翠豆腐羹

原料:

豆腐200克,小白菜50克,水淀粉、葱末、盐、植物油各适量。

做法:

(1) 小白菜洗净,切成碎末;豆腐洗净,切小丁,焯一下。

(2) 油锅烧热,葱末入锅爆香,倒入小白菜末、豆腐丁略炒,加适量清水煮沸,加入盐调味,水淀粉勾芡即可。

营养功效:

　　小白菜是集美容与瘦身功能于一身的健康蔬菜,富含的膳食纤维可以增强饱腹感、促进体内毒素排出体外,与豆腐同食可以减少下半身脂肪堆积,预防臀部下垂。

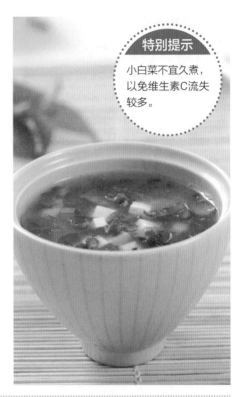

特别提示

小白菜不宜久煮,以免维生素C流失较多。

减少腰腹脂肪

苋菜牛肉羹

原料:

苋菜200克,牛肉100克,清汤300克,盐、水淀粉、香油各适量。

做法:

(1) 苋菜洗净,切成末;牛肉洗净,切成粒,用水焯熟。

(2) 清汤入锅煮沸,倒入牛肉粒煮约5分钟,放入苋菜末,继续煮3分钟后用水淀粉勾芡,加盐、香油调味即可。

营养功效:

　　苋菜富含膳食纤维,常食可以减肥轻身、排毒通便;牛肉含有丰富的蛋白质以及多种矿物质,脂肪含量相对较低,是减肥者适宜食用的肉类。这款羹可有效减少腰部、腹部脂肪堆积。

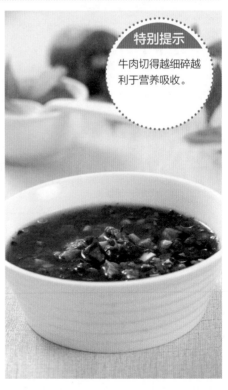

特别提示

牛肉切得越细碎越利于营养吸收。

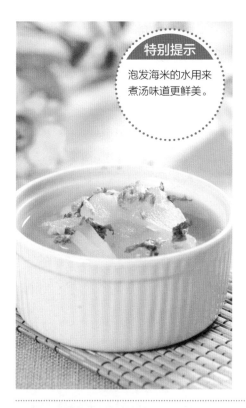

特别提示

泡发海米的水用来煮汤味道更鲜美。

减肥降脂

海米冬瓜汤

原料：

冬瓜250克，海米25克，葱花、香菜末、盐、香油各适量。

做法：

(1) 冬瓜去皮，除籽，洗净，切块；海米洗净，用清水泡软。

(2) 汤锅中加入适量清水置火上，放入冬瓜块、海米、葱花，大火煮沸后转小火煮至冬瓜熟透，加盐调味，淋上香油，撒上香菜末即可。

营养功效：

冬瓜是低热量、低脂肪的减肥明星食材，具有清热利水、消肿解毒、生津除烦等功效；海米富含蛋白质和碘元素，经常食用可以维持甲状腺健康，有助于促进人体新陈代谢，对减肥有效。这款汤可减肥、降脂、解暑。

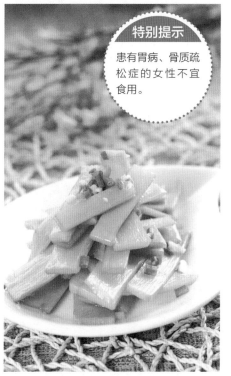

特别提示

患有胃病、骨质疏松症的女性不宜食用。

清热减肥

清炒竹笋

原料：

竹笋250克，葱末、姜末、盐、植物油各适量。

做法：

(1) 竹笋剥去皮，除去老的部分，切丝备用。

(2) 锅内加植物油烧至九成热，放入葱末煸香，再将竹笋丝、姜末、盐放入锅内翻炒，至笋熟即可。

营养功效：

竹笋可清热化痰、消食和胃、解毒透疹、和中润肠，肥胖者常食有助于减肥降脂、润肠通便。

补水润肤，水当当的女人最美

缺了这两种营养，皮肤变干没商量

维生素A是一种脂溶性维生素，是眼睛中视紫质的原料，也是皮肤组织必需的材料。维生素A具有调节上皮组织细胞生长，维持上皮组织的正常形态与功能的作用。丰富的维生素A可以保持皮肤湿润不干燥、光滑有弹性，保护皮肤不受细菌侵害，有助于防止粉刺、疖疮、老年斑。

皮肤干燥，没弹性，无光泽，甚至干裂，这些貌似缺水的症状在大量补水之后如果还没有得到缓解，那么多半是摄入维生素A不足。

动物肝脏、肾脏、高脂肪海鱼、蛋黄和奶油中含有大量的维生素A，红、黄、绿色蔬菜中的胡萝卜素进入人体后可以转化为维生素A。富含胡萝卜素的果蔬主要有胡萝卜、番茄、彩椒、南瓜、菠菜、芒果、木瓜等。

口干舌燥，嗓子痛，浑身燥热，肌肤起皮，眼睛干涩，那么说明身体已经处于缺水状态了。缺水是皮肤干燥的最主要原因，补水是最方便、最实惠、最有效的润肤秘方。不要等到口渴再喝水，要学会主动补充水分，三餐之前、两餐之间都需要喝杯温开水。

 温馨叮咛 维生素A属于脂溶性维生素，因此胡萝卜、南瓜等蔬菜所含的胡萝卜素需要和油脂结合才能被人体吸收利用。

6个坏习惯让你的皮肤变沙漠

过度节食

为了减肥而过度节食的副作用很多，不仅会导致体质下降，还会影响容貌，使皮肤失去弹性、变得干燥。

多吃燥热食物

油炸食品、烧烤是喜闻乐见的美食，辣椒、孜然、花椒是无辣不欢者的最爱，小酌几杯更是三五好友聚会的必备节目，这些食物都有一个共同特点，会让人上火，久而久之还会形成燥热体质，使身体容易缺水。

口渴才喝水

口渴是缺水时身体发出的信号，这个时候才喝水无疑等于亡羊补牢，虽然可以拯救未受伤的肌肤，但已经造成的损伤却不能马上修复，尤其是吃麻辣火锅、喝酒之后更应及时饮水。

熬夜

熬夜会导致睡眠不足，身体和精神都处于疲劳状态，进而造成血液循环变差，肌肤所需的营养物质供给不足，处于饥饿状态的皮肤因此失去活力，更容易出现干燥及粗糙的现象。

不常清除角质

皮肤角质层增厚会影响皮肤对护肤品的吸收能力以及皮肤的保湿能力。想要肌肤保持水嫩状态，一定要定期给皮肤清除角质。

经常化彩妆

许多彩妆产品均含有酒精以及避免脱色的苯酚等化学成分，这些成分会吸走皮肤中的水分，使皮肤变得缺水干燥。不合格的彩妆产品往往含有损伤皮肤的化学物质，皮肤受损后自身的保湿能力下降，进而导致肌肤干燥、脱皮。

8种食物让肌肤水分充盈

石榴

石榴具有生津止渴、收敛固涩、止泻止血的功效，富含维生素C、亚麻酸、叶酸、花青素、红石榴多酚等营养物质，经常食用可充分补充肌肤水分。

西瓜

西瓜的含水量极大，不仅可以为肌肤补水，还能促进体内毒素排出。此外，西瓜还含有大量的维生素C，常吃可保持肌肤光滑、柔嫩。

苹果

苹果含有的果酸能防止皮肤干燥，可使皮肤润滑柔嫩。苹果中含有大量的维生素C，可帮助消除皮肤雀斑、黑斑，保持皮肤细嫩红润。

胡萝卜

胡萝卜含有丰富的胡萝卜素，在小肠内可以转化成维生素A，对皮肤的表皮层有滋润保护作用，常吃胡萝卜可使人的皮肤柔润、光泽、有弹性。

番茄

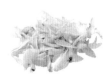

番茄含有丰富的胡萝卜素、维生素C、番茄红素以及水分，经常食用可起到补水保湿、淡化色斑、防治晒伤的功效。

百合

百合是滋阴润肺、宁心安神的优质食材，既可以营养滋补身体，又能对气候干燥而引起的多种疾病起到一定的防治作用。

银耳

银耳富含天然植物性胶质，因此成为优质的润肤食材，常吃可保持肌肤水嫩光滑。

芦荟

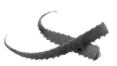

芦荟含有丰富的凝胶，不仅能够保湿润肤，还能有效降低紫外线对皮肤的伤害，具有康复伤口、治疗皮疹、改善皮肤敏感、修复晒伤、排毒养颜等功效。

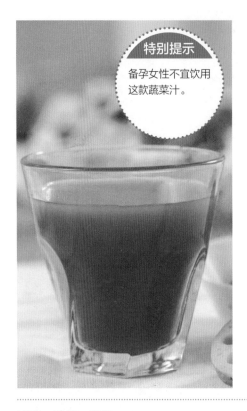

特别提示

备孕女性不宜饮用这款蔬菜汁。

滋阴，清热，去燥

莲藕胡萝卜汁

原料：

莲藕100克，胡萝卜80克。

做法：

(1) 莲藕洗净，去皮，切小块；胡萝卜洗净，切碎。

(2) 将莲藕块和胡萝卜碎放入豆浆机中，加凉白开到机体水位线间，接通电源，按下"果蔬汁"启动键，搅打均匀即可。

营养功效：

　　莲藕可清热生津、凉血嫩肤；胡萝卜可清肝火、去燥热。这款蔬菜汁具有滋补阴血、清热凉血的功效，可有效缓解皮肤干燥。

排毒，抗衰，润肤

丝瓜苹果汁

原料：

丝瓜150克，苹果200克，白糖适量。

做法：

(1) 丝瓜洗净，去皮，切成小块；苹果洗净，去籽，切成小块。

(2) 将所有食材放入榨汁机中，加凉白开到机体水位线间，接通电源，按下"果蔬汁"启动键，搅打均匀即可。

营养功效：

　　丝瓜和苹果都是美容养颜的好食材，富含的维生素C、果酸、果胶可以起到排毒抗衰、活血通络、清热润肤等功效。

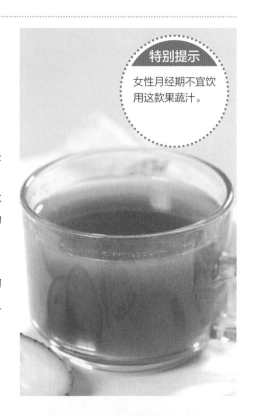

特别提示

女性月经期不宜饮用这款果蔬汁。

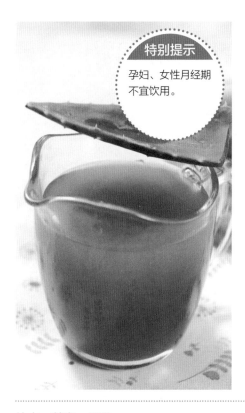

特别提示

孕妇、女性月经期不宜饮用。

补水，美白，去燥

芦荟西瓜汁

原料：

芦荟20克，西瓜100克，蜂蜜适量。

做法：

(1) 西瓜洗净，去皮，去籽，切块；芦荟洗净，削皮，切小段。

(2) 将西瓜块、芦荟段放入榨汁机中，加适量凉白开，接通电源，按下启动键，搅打均匀后倒入杯中，调入蜂蜜搅匀即可。

营养功效：

芦荟具有保湿美白、生津嫩肤的功效，与西瓜同食可起到补水美白、滋阴降燥、除烦止渴的作用。

补水，美白，开胃

石榴苹果柠檬汁

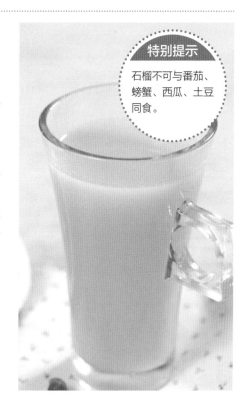

特别提示

石榴不可与番茄、螃蟹、西瓜、土豆同食。

原料：

石榴200克，苹果250克，柠檬1/4个，蜂蜜适量。

做法：

(1) 石榴去皮，取肉；苹果洗净，去籽，切成小块；柠檬去皮、籽，切成小块。

(2) 将所有食材放入榨汁机中，加凉白开到机体水位线间，接通电源，按下"果蔬汁"启动键，搅打均匀即可。

营养功效：

石榴可生津止渴、补水润肤、止血止泻；苹果可生津开胃、除烦降脂；柠檬可美白润肤、开胃止渴。这款果汁有助于保持皮肤白皙、光泽、水嫩。

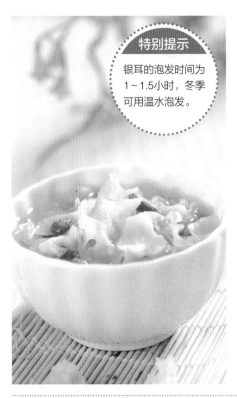

特别提示

银耳的泡发时间为1～1.5小时，冬季可用温水泡发。

滋阴，润肤，安神

百合枸杞银耳粥

原料：

百合30克，银耳15克，枸杞子5克，冰糖适量。

做法：

(1) 百合、银耳分别泡发、洗净，银耳去蒂，撕小块；枸杞子洗净。

(2) 将银耳、百合、枸杞子入锅，加适量清水煮约15分钟，调入冰糖即可。

营养功效：

百合可清心安神、嫩白肌肤；银耳可清肺、滋阴、嫩肤；枸杞子可清热、滋肝肾。这款粥具有嫩肤美白、滋阴补水、生津润肺、清心安神等功效。

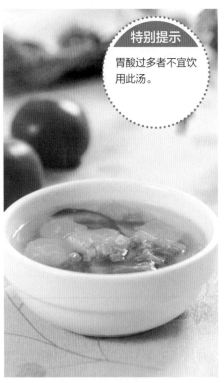

特别提示

胃酸过多者不宜饮用此汤。

润肤，美白，祛斑

番茄丝瓜汤

原料：

丝瓜1根，番茄2个，葱花、盐、香油各适量。

做法：

(1) 番茄洗净，切薄片；丝瓜去皮，洗净，切片。

(2) 锅中放适量清水烧开，放入丝瓜片、番茄片，待熟时加葱花、香油、盐调味即可。

营养功效：

番茄具有滋阴凉血、祛斑美白的功效；丝瓜具有清热解毒、滋养容颜的功效。两者同食可滋阴嫩肤、消食淡斑、美白肌肤。

乌发养发，秀发如云、长发及腰不再难

头发干枯、发黄、分叉，找这些营养素帮忙

虽然头发不是一种器官，也没有血管和神经，但是作为身体的一部分，头发的生长与健康仍然需要营养，特别是人到中年以后，头发更容易出现干枯、易断、发黄、分叉、脱发，这些都是人体功能开始衰退、头发缺乏营养的症状。

蛋白质

角蛋白是构成头发的主要营养素，人体缺乏蛋白质时，头发会变得干燥、分叉、无光泽。成年女性每日需要摄入80克蛋白质，孕产妇对蛋白质的需求更多一些，每日需要多摄入5～20克。如果头发已经出现这种状况，应注意饮食调理，适量多吃些富含优质蛋白质的食物，比如鸡蛋、牛奶、酸奶、鱼等。

碘

碘是人体的必需微量元素之一，被称为"智力元素"。碘是维持甲状腺正常功能所必需的元素，甲状腺素的合成离不开碘元素的参与。成年人体内含有20～50毫克的碘元素，一旦缺乏会导致甲状腺肿大、甲减等疾病，同时还会出现头发无光泽的症状。成年女性每日需要摄入150微克碘元素，孕产妇每日需要摄入200微克碘元素，富含碘元素的食物主要有柿子、海带、紫菜、海苔、黄花鱼、带鱼、虾等。

铁

铁元素是造血不可或缺的微量元素，也是头发中黑色素合成的重要物质，人体缺铁不仅会导致缺铁性贫血，还会引起头发干枯、发黄、变脆。成年女性每日需要摄入铁元素20毫克，孕产妇每日需要摄入铁元素25～35毫克，50岁后铁元素需求量减少，每日摄入量为15毫克。女性属于易缺铁人群，日常饮食应注意补充铁元素，多吃动物血、动物肝脏、牛肉、鱿鱼、紫菜、油菜等富含铁元素的食物。

维生素A

人体缺乏维生素A会导致头发枯干、皮肤粗糙、毛囊角化，成年女性每日需要摄入700微克，孕产妇每日需要摄入800～1200微克。富含维生素A的食物有动物肝脏、蛋黄、牛奶、胡萝卜、芒果、韭菜、菠菜、芦笋、杏仁等。

B族维生素

B族维生素与皮肤健康息息相关，一旦缺乏可诱发脂溢性皮炎，进而导致头发脱落。B族维生素属于水溶性维生素，广泛存在于粗粮、蛋类、新鲜水果和蔬菜中，比如玉米、糙米、全麦面粉、酵母、鸡蛋、橘子、橙子、花生。

头发最爱的6种食物

何首乌

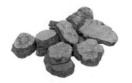

《本草纲目》中记载何首乌能"养血益肝，固精益肾，健筋骨，乌髭发，为滋补良药。不寒不燥，功在地黄、天门冬诸药之上"，具有乌须发、悦颜色、益精血、强筋健骨、抗衰老等功效。对于病后体虚、血虚萎黄、年老体弱、阴血亏虚所致的须发早白有很好的食疗效果。

杨桃

杨桃的营养非常丰富，含有胡萝卜素、B族维生素、维生素C、蛋白质以及多种有机酸，可以提供多种头发所需的营养素，对头发具有保湿、增强弹性的作用，经常食用可保持头发健康。

桑葚

桑葚具有补肝益肾、生津润肠、乌发明目等功效，主治病后体虚、体质虚弱、须发早白等症。现代营养学研究表明，桑葚含有蛋白质、胡萝卜素、B族维生素、铁等滋养头发的营养素，其中的乌发素可以让头发变得乌黑油亮，经常食用可有效改善头发的血液供应，起到养护头发的作用。

杏仁

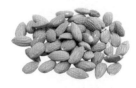

杏仁中含有丰富的蛋白质、B族维生素、维生素E、铁、锌，这些营养物质具有预防脱发、干枯、分叉的作用，尤其适合经常脱发者食用。

核桃

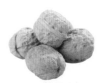

宋代刘翰等著《开宝本草》中记载核桃"食之令肥健，润肌，黑须发，多食利小水，去五痔。"经常食用可使头发富有韧性、不易断、不易脱落，变得更加乌黑亮泽。

黑米

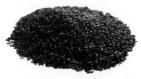

黑米具有滋阴补肾、健脾暖肝、明目活血、乌发补血的食用价值，经常食用可营养毛囊细胞，使秀发生长得更加牢固，此外还可以促进头发乌黑，改善头发发黄、干枯等现象。

乌发，明目，养血

桑葚葡萄汁

原料：

桑葚200克，葡萄150克，蜂蜜适量。

做法：

(1) 桑葚洗净，去蒂；葡萄洗净，去籽。

(2) 将所有食材放入榨汁机中，加凉白开到机体水位线间，接通电源，按下"果蔬汁"启动键，搅打均匀即可。

营养功效：

桑葚是滋养头发的优质食材，与葡萄同食可起到乌发明目、滋阴养血、生津润燥等作用。

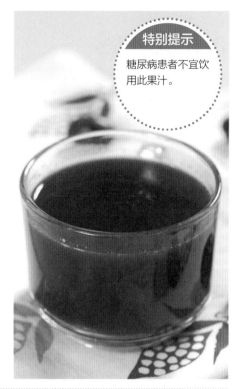

特别提示

糖尿病患者不宜饮用此果汁。

改善脱发与枯黄

核桃芝麻豆浆

原料：

黄豆55克，熟核桃仁10克，熟黑芝麻5克。

做法：

(1) 黄豆用水浸泡10～12小时，洗净；熟黑芝麻擀碎。

(2) 将黄豆与熟核桃仁一同放入豆浆机中，加凉白开到机体水位线之间，按下"五谷豆浆"启动键，20分钟左右豆浆做好，加擀碎的黑芝麻搅拌均匀即可。

营养功效：

核桃与黑芝麻中含有丰富的蛋白质、维生素A、B族维生素、铁等滋养头发的营养物质，与黄豆一起食用可改善头发早白、脱发、枯黄等症状。

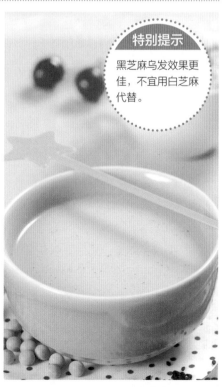

特别提示

黑芝麻乌发效果更佳，不宜用白芝麻代替。

摆脱枯燥，亮泽头发

杏仁花生露

原料：

白杏仁50克，花生仁30克，冰糖少许。

做法：

(1) 白杏仁洗净，浸泡2小时，去皮；花生仁洗净，浸泡3~4小时。

(2) 将白杏仁和花生仁依次放入搅碎机中，加适量清水搅打成浆状，用纱布过滤，倒入汤锅中，加冰糖煮开即可。

营养功效：

　　杏仁和花生中含有丰富的蛋白质、B族维生素、铁等有益发质健康的营养素，经常食用可改善头发枯燥、无光泽的状况。这款甜品可以深度滋养头发。

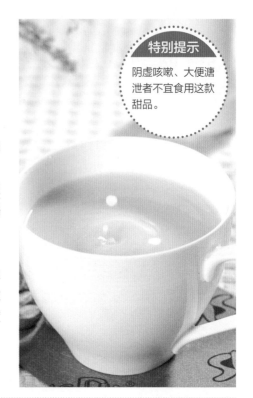

特别提示

阴虚咳嗽、大便溏泄者不宜食用这款甜品。

改善脱发、干枯

芝麻黑豆泥鳅汤

原料：

泥鳅250克，黑豆50克，黑芝麻5克，盐、植物油各适量。

做法：

(1) 黑豆、黑芝麻炒熟；泥鳅净膛洗净，盐腌约10分钟后开水汆过，捞起。

(2) 锅加植物油烧热，下泥鳅煎至两面微黄，盛出。

(3) 锅中加适量清水，煮沸后放入所有食材，小火炖约1小时，加适量盐调味即可。

营养功效：

　　这款汤含有丰富的优质蛋白质、维生素A、维生素E、B族维生素、铁、钙、锌，这些营养物质可以滋养头皮与头发，改善头发干枯、发黄、脱落等症状。

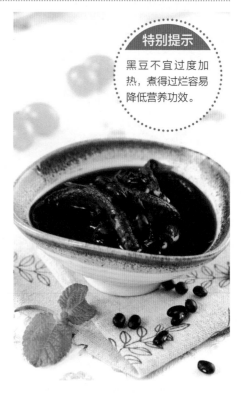

特别提示

黑豆不宜过度加热，煮得过烂容易降低营养功效。

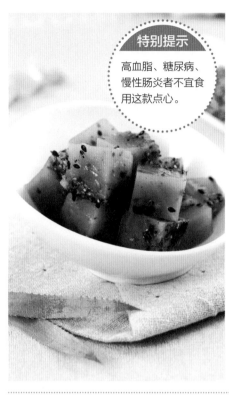

特别提示

高血脂、糖尿病、慢性肠炎者不宜食用这款点心。

乌发养发

乌发糕

原料：

黑芝麻300克，何首乌100克，熟猪油200克，墨旱莲（旱莲草）、酒炒女贞子、白糖、山药粉各50克。

做法：

(1) 分别将黑芝麻、何首乌、墨旱莲（旱莲草）、酒炒女贞子洗净，晾干，用锅烘焙，研成粉末备用。

(2) 把所有粉末与白糖调拌均匀，放入熟猪油，反复揉匀，装入糕箱盒内按平压紧，切成约50克一个长方形块即成。

营养功效：

何首乌具有乌须发、悦颜色、益精血、强筋健骨、抗衰老等功效；女贞子通过补肝强阴达到养发的功效；黑芝麻、墨旱莲（旱莲草）同样具有乌发、促进头发生长的作用。这款点心可乌发养发、补肝肾。

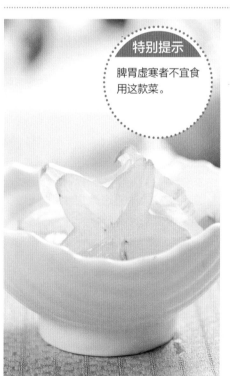

特别提示

脾胃虚寒者不宜食用这款菜。

改善发质

盐拌杨桃

原料：

杨桃2个，盐少许。

做法：

(1) 杨桃洗净，把背上的皮削掉，切片。

(2) 将杨桃片放在碗里，撒入盐拌匀即可。

营养功效：

加碘盐中含有的碘元素可以使头发更有光泽；杨桃可以提供维生素A、B族维生素等多种头发所需的营养素，对头发具有保湿、增强弹性的作用。这款菜可保持头发健康，让头发告别干枯、无光泽。

排毒祛瘀，跟毒素说byebye

测一测：你的身体有毒吗？

1. 脸部皮肤粗糙、暗黄、无光泽。
2. 经常便秘或者腹泻，有时两者交替进行。
3. 呼吸道容易"上火"。
4. 口臭。
5. 面部长色斑。
6. 过了青春期依然长痘。
7. 换季时经常皮肤瘙痒。
8. 早晨不能按时自然醒，被闹钟吵醒后感觉四肢无力。
9. 梳头时持续掉头发。
10. 肥胖，腰腹部出现赘肉。
11. 容易感到疲倦、胸闷气短，即使只工作了1个小时或运动了10分钟。
12. 总是莫名其妙地发火。
13. 食欲不佳，味如嚼蜡。
14. 经常失眠，好不容易睡着了又总是做梦。
15. 免疫力下降，经常感冒，尤其是换季的时候。

说明：

1. 每题5分，回答"是"加5分，回答"否"不加分。
2. 总分＞20分，说明体内已经有少量毒素堆积。
3. 总分＞40分，说明体内已经有一定量的毒素堆积。
4. 总分＞60分，说明体内毒素堆积已经非常严重，需要马上排毒。

规律作息才能无毒一身轻

古人将一天分为十二个时辰，每个时辰两个小时，都对应着人体的排毒机制。规律地安排生活，可以有效减少毒素在体内的堆积，同时可以促进体内毒素排出。

排毒时间与生活安排

排毒时间	排毒脏腑	生活安排
5~7点	大肠排毒	最晚7点之前要排便
7~9点	胃排毒	吃营养丰富、温热的早餐
9~11点	脾脏排毒	不宜吃生冷食物，以免损伤脾脏
11~13点	心脏排毒	睡个午觉，但时间不宜过长
13~15点	小肠排毒	适当做些简单运动，刺激小肠更好地排毒
17~19点	肾脏排毒	适当激烈运动；晚餐食用些补肾、排毒的食物
21~23点	淋巴、内分泌系统排毒	应在家休息，保持愉悦的心情，适当娱乐
23~5点	肝、胆、肺排毒	熟睡是最好的排毒

会吃的女人毒素少

多吃富含膳食纤维的食物

膳食纤维是肠道"清道夫"，可以将各种毒素吸附、稀释、包裹，并促使其迅速排出体外。富含膳食纤维的食物有粗粮、薯类、豆类、菌藻类以及新鲜果蔬。

多吃富含维生素的食物

维生素A、B族维生素、维生素C、维生素E等维生素是人体代谢中必不可少的物质，能够促进体内毒素排出，维护身体的健康。维生素广泛存在于各种食物中，因此日常饮食应多样化，忌偏食。

别让自己缺水

水具有重要的生理作用，人体内废物和毒素的排出要依靠水的运送才能完成，因此足量饮水才能让毒素及时排出。建议成年女性每天喝2500毫升水。20~25℃的温开水最有利于排毒，是饮用水的首选。

远离藏毒食物

油炸食品、腌渍食品、烟熏食品、烧烤、含铅食品、烟酒是人体内毒素的重要来源，吃得越多，体内毒素堆积越多，人体无法及时排出时会严重影响器官、组织和循环系统的健康，严重时可致癌。

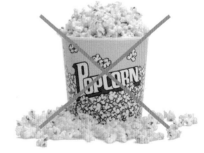

温馨叮咛　　爆米花和看电影是绝配，不过这种绝配不仅会带来甜蜜，还会给身体带来过量的铅，因此应尽量少吃或者不吃爆米花。

能吃掉毒素的6种食物

绿豆

绿豆富含的绿豆蛋白、鞣质以及黄酮类化合物，可与汞、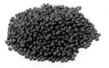砷、铅等重金属结合生成沉淀物排出人体，从而起到排毒、解毒的作用，此外绿豆对葡萄球菌等病毒具有很强的抑制作用，是排毒养颜的佳品。

洋葱

洋葱含有丰富的硒元素，抗氧化能力强，可以促进汞排出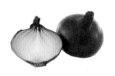体外；洋葱的辛辣气味来自硫化物，可以提高肝脏的解毒能力；洋葱还含有丰富的槲黄素，可促进铝元素排出体外。

木耳

木耳中的胶质能将残留在人体消化系统内的灰尘、杂质吸附起来排出体外，具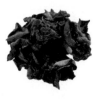有排毒、预防肠癌的保健功效。此外，木耳的含铁量非常丰富，可以防治缺铁性贫血。

猪血

猪血所含的血浆蛋白被胃酸分解后能够产生一种解毒清肠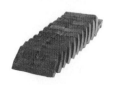的分解物，这种分解物与侵入人体内的粉尘、有害金属微粒发生化合反应后可促进体内毒素排出。

西蓝花

西蓝花含有极其丰富的胡萝卜素、维生素C、叶绿素以及多种矿物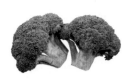质，这些营养素抗氧化能力强，有助清除体内毒素，减轻肾脏负担，增强肝脏和肾脏的排毒能力。

南瓜

南瓜含有胡萝卜素、维生素C等具有抗氧化作用的营养物质，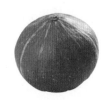具有补中益气、消炎止痛、解毒杀虫的功效，富含的果胶可以"吸附"细菌以及铅、铝等重金属有毒物质，所含的甘露醇与膳食纤维可以促进肠道毒素排出。

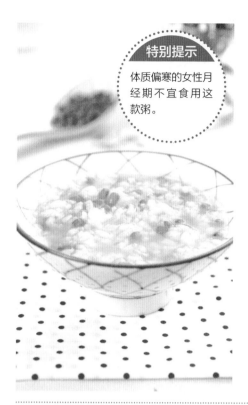

特别提示

体质偏寒的女性月经期不宜食用这款粥。

清热解毒，降火消暑

冰糖绿豆粥

原料：

大米150克，绿豆50克，冰糖10克。

做法：

(1) 大米淘洗干净；绿豆去杂质，洗净。

(2) 将绿豆放入锅中，加适量清水，大火煮沸后转小火，熬煮15分钟；放入大米，中火煮至米粒开花、粥汤稠浓，放入冰糖，待冰糖溶化即可。

营养功效：

绿豆可清热解毒、消肿下气；冰糖可补中益气、和胃润肺。两者同食能起到清热解毒、降火消暑的作用。

清热解毒

南瓜绿豆汤

原料；

老南瓜500克，绿豆100克，盐适量。

做法：

(1) 绿豆洗净；南瓜去皮洗净，切成约2厘米见方的块。

(2) 绿豆下锅，加入适量清水，大火烧沸后转小火熬煮。

(3) 当绿豆皮被煮开花时，下南瓜块，中火煮至软熟，加适量盐调味即可。

营养功效：

南瓜和绿豆都是排毒的明星食材，两者同食具有清热去火的功效，可促进体内毒素排泄，解酒毒、野菌毒、铅毒等。

特别提示

绿豆性凉，脾胃虚寒、肾气不足，腰痛的人不宜多吃。

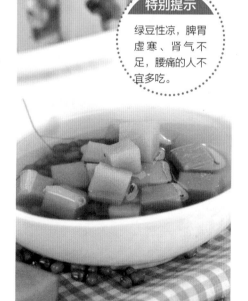

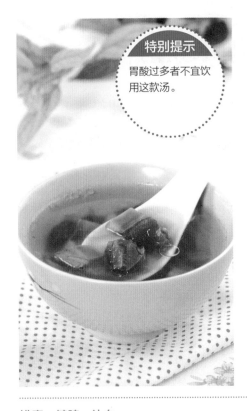

特别提示

胃酸过多者不宜饮用这款汤。

排毒，美白，开胃

番茄洋葱汤

原料：

洋葱、番茄各100克，姜片、盐各适量。

做法：

(1) 洋葱、番茄分别洗净，切小块。

(2) 锅中加适量清水，煮沸后下番茄块、洋葱块、姜片，煮约15分钟，加盐调味即可。

营养功效：

番茄含有丰富的维生素C以及番茄红素，有助促进肝脏排毒；洋葱可促进多种毒素排出体外，并且可以增强机体免疫力。这款汤可排毒养颜、开胃健脾。

排毒，健脾，补血

山药炖猪血

原料：

猪血、山药各100克，植物油、盐各适量。

做法：

(1) 山药洗净，去皮，切片；猪血洗净，切片，放开水锅，略焯，捞出。

(2) 锅置火上，加适量植物油，烧热后倒入猪血片滑炒几下；倒入山药片，加适量清水，大火煮沸后转小火炖20分钟，加盐调味即可。

营养功效：

猪血可促进人体内的重金属排出体外，与山药同食可起到排毒防病、健脾开胃、补血补虚的功效。

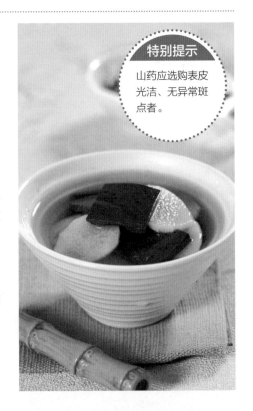

特别提示

山药应选购表皮光洁、无异常斑点者。

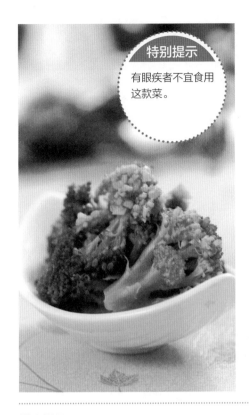

特别提示

有眼疾者不宜食用这款菜。

排毒，抗癌，美白

蒜泥西蓝花

原料：

西蓝花200克，蒜泥、盐、酱油、醋各适量。

做法：

(1) 西蓝花洗净，用盐水泡10分钟，冲净备用。

(2) 锅中加适量清水，煮沸后放入西蓝花汆烫至断生，捞出沥水。

(3) 西蓝花码盘，蒜泥兑入酱油、醋、盐调成味汁，淋在西蓝花上即可。

营养功效：

西蓝花所含的多种营养素具有抗氧化性，可保护肝脏、促进排毒，所含的膳食纤维则能够加速肠道毒素排出，与蒜同食可起到排毒养颜、消炎除菌等功效。

排毒滋阴

红椒木耳炒鸡蛋

特别提示

有凝血功能障碍者不宜食用这款菜。

原料：

红椒1个，鸡蛋3枚，木耳15克，植物油、葱花、盐各适量。

做法：

(1) 木耳泡发，洗净，去蒂，撕成小朵，焯熟；红椒洗净，去蒂，切斜段；鸡蛋磕入碗中打散。

(2) 炒锅倒植物油烧热，淋入蛋液炒熟，盛出。

(3) 锅中留底油烧热，炒香葱花，放入木耳翻炒均匀，倒入红椒段和炒好的鸡蛋，加盐调味即可。

营养功效：

红椒含有丰富的胡萝卜素、维生素C，可净化血液、延缓衰老；木耳排毒功效显著，可促进重金属排出体外。这款菜具有排毒滋阴、养血安神、增强免疫力等功效。

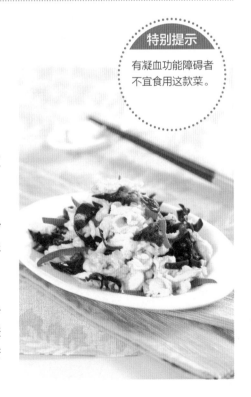

明目美眼，明眸善睐百媚生

维生素	护眼功效	食物来源
维生素A	促进视觉细胞内感光色素的形成，让眼睛尽快适应黑暗的环境，避免夜盲症的发生；预防眼睛干涩，缓解视疲劳，维持视力正常	动物肝脏、鸡蛋、橘子、橙子、芒果、胡萝卜、黄花菜、红心红薯、芋头、枸杞子等
维生素C	维生素C是眼球晶状体的组成成分之一，维生素C严重缺乏时会导致晶体变混浊、视力减退，甚至可能诱发白内障	青椒、芹菜、菠菜、小白菜、韭菜、番茄、猕猴桃、草莓、葡萄、石榴、红枣等
维生素B$_2$	促进视网膜和角膜的正常代谢，体内缺乏维生素B$_2$则会导致眼睛畏光流泪、发红发痒、易疲劳，长期缺乏则会引发近视	动物肝脏、肾脏、牛奶、鸡蛋、菠菜、紫菜、木耳、玉米、燕麦、黄豆等
玉米黄素	清除由于紫外线产生单分子氧对眼睛造成的损害，能选择性地在眼部进行黄斑积累，并提供黄斑色素，从而降低老年性失明的危险；防止眼球晶状体中蛋白质和脂类的氧化，降低白内障的发病率	枸杞子、蓝莓、小米、大黄米、玉米、菠菜、油菜、小白菜、红茶等
叶黄素	在人体内可以转变成玉米黄素，是视网膜黄斑的主要色素，可以保护眼睛，预防眼睛提前衰老	玉米、南瓜、胡萝卜、菠菜、西蓝花、空心菜、蓝莓、芒果、猕猴桃等

猪肝，治疗眼疾的神奇食物

猪肝营养丰富，含有蛋白质、脂肪、钙、磷、铁、锌、硒、维生素A、B族维生素、维生素C等营养物质。维生素A、B族维生素、维生素C都是保护眼睛的营养物质，具有维持正常视力、防止视物模糊不清、预防夜盲症等功效。

中医认为猪肝具有明目、养血的作用，《备急千金要方·食治》中指出："（猪肝）主明目。"《本草纲目》言其"补肝明目""肝虚浮肿"。《随息居饮食谱》中记载"明目，治诸血病"。对于肝血不足所致的视物模糊不清、夜盲、眼干燥症、小儿麻疹病后角膜软化症、内外翳障等眼病皆有一定的食疗效果。

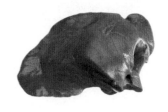

食用猪肝应坚持少量多次的原则，每周2～4次，每次吃50～100克。这是因为猪肝属于高胆固醇食物，饱和脂肪含量也很高，一次性吃太多对健康不利，另外一次性摄入太多也会影响吸收率，白白浪费营养。

枸杞子美称"明目子"，保护眼睛有奇效

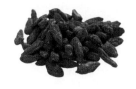

枸杞子又称明目子，性平味甘，入肝、肾经，具有滋补肝肾、益精明目的功效。《本草纲目》中记载"至于子则甘平而润，性滋而补……能补肾润肺、生精益气，此乃平补之药。"

现代营养学研究表明，枸杞子中含有14种氨基酸，胡萝卜素、玉米黄素、B族维生素、维生素C、钙、铁等健康眼睛的营养物质含量都很高。枸杞子是天然食物中含玉米黄素最丰富的食物，可以有效预防视物模糊、视力减退、夜盲症、白内障等眼部疾病。

中医教你轻松解决眼睛不适

眼睛不适	病因	食疗
干涩	中医认为眼睛干涩是由阴虚引起的，肝肾阴虚、气阴两虚、阴虚火旺皆可导致眼睛干涩，严重时可伴随疼痛、畏光	肝肾阴虚者宜食淡菜、干贝、鲈鱼、地黄等；气阴两虚者宜食百合、桔梗、麦冬、甘草、人参等；阴虚火旺者宜食甘蔗、梨、鲫鱼、蜂蜜等
充血	中医认为充血是火的表现，分为肝阳上亢、肝郁化火，是导致眼睛充血的主要原因	肝阳上亢者宜食芹菜、苦瓜、菊花、玉米、牡蛎、石决明、黄芩等；肝郁化火宜食鸭肉、黑鱼、荸荠、莲藕、黄连等
结膜炎	中医称结膜炎为"天行赤眼"，由风热邪毒所致，夏秋两季是高发期，有传染性	饮食宜清淡、易消化，应多吃些芹菜、苦瓜、番茄、绿豆芽、莲藕、梨、金银花、夏枯草、薄荷等疏风散热的食物
角膜炎	中医认为此病多因外感风热或热毒上攻引起，分为热毒型和风热型两种	热毒型宜食西瓜、枇杷、茭白、绿豆、蒲公英、连翘、板蓝根等泻火解毒的食物；风热型宜食苦瓜、黄瓜、桑叶、薄荷等祛风清热、泻火解毒的食物
近视	中医认为青少年近视的原因是肝肾不足；用眼不当导致的近视则是由于经络功能失调，无法向眼部输送气血，造成眼部供血不足	食疗对近视的效果不明显，但食用黑米、胡萝卜、猪肝、桑葚、枸杞子、覆盆子、五味子等补肝益肾的食物可有效预防近视

温馨叮咛　　煮粥、熬汤时可以在出锅前放点枸杞子，养生效果很好。用枸杞子泡水喝也不错，但是一定记得最后把枸杞子嚼烂吃进肚里，否则根本吸收不到胡萝卜素和玉米黄素。

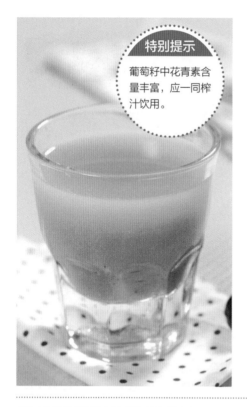

特别提示

葡萄籽中花青素含量丰富，应一同榨汁饮用。

明目，养发，排毒

葡萄石榴汁

原料：

葡萄250克，石榴100克，蜂蜜适量。

做法：

(1) 葡萄洗净；石榴去皮。

(2) 将所有食材放入榨汁机中，加凉白开到机体水位线间，接通电源，按下"果蔬汁"启动键，搅打均匀即可。

营养功效：

石榴和葡萄都含有丰富的花青素、维生素C，同食可起到明目、养发、排毒、开胃的作用。

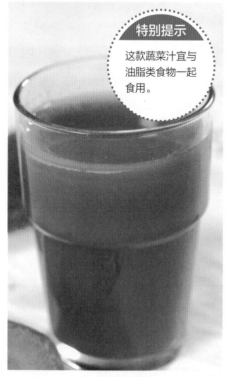

特别提示

这款蔬菜汁宜与油脂类食物一起食用。

补肝明目，预防近视

西蓝花胡萝卜汁

原料：

西蓝花200克，胡萝卜150克，蜂蜜适量。

做法：

(1) 西蓝花放入淡盐水浸泡约15分钟，洗净，切小块；胡萝卜洗净，切小块。

(2) 将所有食材放入榨汁机中，加凉白开到机体水位线间，接通电源，按下"蔬果汁"启动键，搅打均匀即可。

营养功效：

西蓝花含有丰富的叶黄素、维生素C；胡萝卜中含有大量的维生素A。两者同食可起到补肝明目的作用，经常食用可预防近视、夜盲症。

补肝，明目，排毒

木耳猪肝汤

原料：

木耳150克，猪肝170克，葱段、姜片、盐各适量。

做法：

(1) 木耳用水泡发，洗净，去蒂除去杂质；猪肝多次清洗去血水，切片备用。

(2) 大火将汤煲内清水煮沸，放入木耳、姜片、葱段，改用中火煮20分钟左右，再加入猪肝，待熟透后加入盐调味即可。

营养功效：

　　猪肝富含多种有益眼睛的营养素，经常食用可防治多种眼疾，与木耳同食可起到补肝明目、排毒养血的作用。

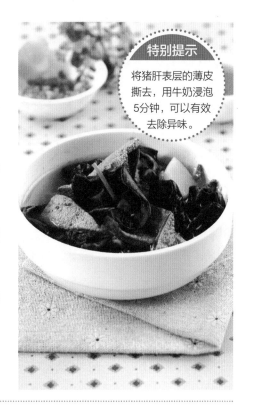

特别提示

将猪肝表层的薄皮撕去，用牛奶浸泡5分钟，可以有效去除异味。

改善视疲劳

酸甜蓝莓羹

原料：

蓝莓200克，柠檬1/2个，麦芽糖50克。

做法：

(1) 蓝莓洗净；柠檬洗净后切片、压汁备用。

(2) 锅中加适量清水，放入蓝莓，倒入柠檬汁，大火煮沸后转小火熬煮5分钟，加入麦芽糖，继续熬煮且不停地搅拌，煮至呈浓稠状即可。

营养功效：

　　蓝莓富含花青素，这种物质具有活化视网膜的功效，可以强化视力、防止视疲劳，与柠檬同食可起到明目、开胃、养颜、抗癌等功效，对视疲劳、视物模糊、眼干怕光、视力减退均有显著的食疗效果。

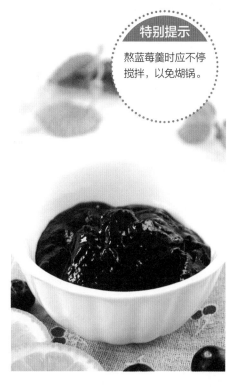

特别提示

熬蓝莓羹时应不停搅拌，以免煳锅。

明目，排毒，开胃

醪糟枸杞炖芋头

原料：

芋头200克，枸杞子10克，冰糖、醪糟各适量。

做法：

(1) 芋头洗净去皮，用球勺挖成小球；枸杞子洗净，用清水稍加浸泡。

(2) 芋头球倒入锅内，加水煮20～30分钟，捞出沥水。

(3) 锅中加适量清水，放入枸杞子，煮10分钟。

(4) 将醪糟倒入锅中煮沸，放入芋头和冰糖，待冰糖溶化即可。

营养功效：

芋头具有补中益肝、化痰散瘀、解毒消肿、养颜美容、乌发明目等调理作用，与护眼明星枸杞子同食可明目补肝、消肿解毒、乌发养颜。

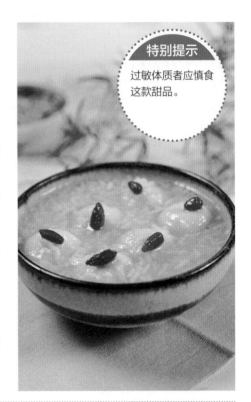

特别提示

过敏体质者应慎食这款甜品。

补肝，养血，明目

青椒猪肝

原料：

猪肝250克，青椒60克，花椒粒10克，淀粉、料酒、酱油、植物油各适量，盐、白糖、胡椒粉各少许。

做法：

(1) 花椒粒加适量水煮5分钟；青椒洗净去籽，切成大块；猪肝多次冲洗干净，切薄片。

(2) 将猪肝放入花椒水煮2分钟，捞起沥干，加料酒、酱油、淀粉拌匀。

(3) 炒锅入植物油，青椒块、猪肝片下锅炒3分钟，加盐、白糖、胡椒粉，倒入水淀粉勾芡即可。

营养功效：

猪肝含有多种补益眼睛的营养素，与青椒同食可补肝养血、明目开胃，适用于肝血不足所致的视物模糊不清、夜盲、眼干燥症。

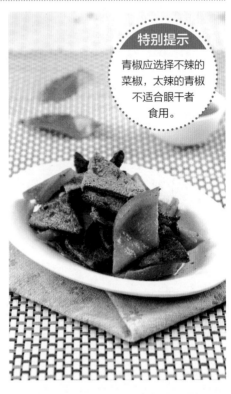

特别提示

青椒应选择不辣的菜椒，太辣的青椒不适合眼干者食用。

延缓衰老，让你越活越年轻

用营养素打败自由基

营养素	作用	食物来源
维生素A	维生素A具有清除自由基的作用，运动氧化应激出现时可保护细胞	动物肝脏、胡萝卜、草莓、芒果、橘子、菠萝、木瓜、猕猴桃等
维生素C	维生素C抗氧化能力强，补充维生素C可明显降低运动诱导的氧化应激	西瓜、草莓、猕猴桃、柿子、山楂、桃、柠檬、菠菜、油菜、白菜等
维生素E	维生素E是细胞膜内重要的抗氧化物，可减少由大强度运动或其他情况引起的自由基增加对机体的损伤	瘦猪肉、植物油、鱼肝油、核桃、芝麻、榛子、牛奶、鸡蛋、山药、莴笋、圆白菜等
硒	硒是机体抗氧化系统组成成分谷胱甘肽过氧化物酶的必需成分，补硒可提高机体的抗氧化能力	瘦猪肉、动物内脏、虾、牡蛎、扇贝、淡菜、鲍鱼、三文鱼、金枪鱼、带鱼、沙丁鱼等
花青素	花青素是一种天然色素，抗氧化能力极强，具有深入细胞保护细胞膜不被自由基氧化的作用	黑枸杞、桑葚、葡萄、血橙、蓝莓、樱桃、草莓、紫甘蓝、紫薯、黑米等
多酚	多酚不仅是一种强抗氧化剂，还可以延长人体内其他抗氧化剂的作用时间	巧克力、可可、葡萄酒、黄豆、红茶、绿茶、普洱茶等
番茄红素	番茄红素是最强的抗氧化剂之一，清除自由基的能力优于维生素A、维生素E，可以有效延缓衰老、增强机体免疫力	番茄、圣女果、胡萝卜、南瓜、葡萄、葡萄柚、红莓、草莓、李子、桃、木瓜、石榴、紫甘蓝等
虾青素	虾青素是最强的天然抗氧化剂之一，可以有效清除细胞内的自由基，增强细胞的再生能力，减少衰老细胞的堆积，促进皮肤健康与毛发生长	三文鱼、鳟鱼、鳕鱼、沙丁鱼、金枪鱼、虾、螃蟹、鸭蛋黄、海带、紫菜、石花菜、淡菜、鲍鱼、牡蛎、扇贝、青蛤等

青春常驻的饮食之道

饮食有节

三餐定时，不要等到饿了才吃饭，早餐尤其重要，不能以不吃早餐来减肥；一日三餐只吃七八分饱，每天的主食量不超过300克，忌暴饮暴食、饥饱不定；饮食多样化，不偏食、不挑食，每天至少食用20种食物，粗细搭配、荤素搭配，素食为主，每日摄入果蔬和肉类的比例为7：3，尽量不使用动物油烹调，尽量少吃猪肉，多吃牛肉、鸡肉、鸭肉、鱼类、虾、牡蛎、蛤蜊等。

细嚼慢咽

中医认为，脾胃为后天之本，因此养护脾胃对于延缓衰老意义重大。建议进餐时间不宜低于20分钟，食物经过充分咀嚼之后才能咽下，没嚼碎的食物绝不往下吞，这样进餐能保护消化系统，减轻胃肠道负担，更利于营养素的吸收和利用。

多吃抗衰食物

富含维生素A、维生素C、维生素E、花青素、多酚、虾青素、番茄红素的食物可以起到抗衰老、提高免疫力、防癌抗癌的作用，绿色、红色、紫色果蔬宜多吃，坚果、粗粮宜多吃。

适量饮茶与饮酒

根据自己的体质适量喝些淡茶有助于延缓衰老，体寒的女性适合喝红茶、普洱茶，体质偏燥热的女性适合喝绿茶，但不论哪种茶，都宜饮淡茶，不宜饮浓茶；每天可以喝一小杯啤酒、米酒或者葡萄酒，但不宜多饮，更不能酗酒，不宜饮烈性白酒。

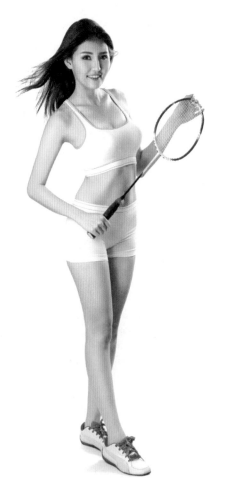

慎用补品

补品和保健品对人体确实有一定的积极作用，但是很多时候，健康人是不需要进补的，滥用补品不仅不能延年益寿，还会对身体造成损伤。比如，不缺钙的健康人天天补钙，最后的结果不是骨骼越来越强壮，而是肾结石、便秘、厌食症等疾病的出现。

少吃加工食品

爆米花、糖果、饮料、饼干、火腿肠等加工食品中含有大量的色素、香精、防腐剂，这些物质进入人体后会产生自由基，不仅会加速人体衰老，还会导致高血压、动脉硬化、癌症等多种疾病。

戒烟

吸烟是产生自由基最多最快的途径，每吸一口烟可以制造出10万多个自由基，想要延缓衰老，从戒烟开始吧。女性不仅要做到自己不吸烟，还要尽量保护自己不受二手烟的危害。

温馨
叮咛

想要人不老，除了饮食调养之外，还需要心理和运动的配合。女性应保持愉悦的心情，每周坚持锻炼2~3次，以慢跑、游泳、练健美操、登山等有氧运动为主，每次至少45分钟。

延缓衰老，多吃这些食物就对了

黄豆

黄豆富含的维生素E、异黄酮属于天然抗氧化剂，经常食用可以明显改善女性 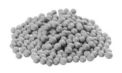 更年期症状，并且还能起到改善记忆力衰退、预防老年痴呆症和癌症的作用。

芦笋

芦笋是食药同源的佳蔬，《神农本草》中记载芦笋具有益气延年的功效。芦 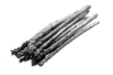 笋含有丰富的维生素C、硒和膳食纤维，对于心脑血管疾病、癌症都有很好的食疗效果。

花生

花生有"长生果"的美誉，富含多种氨基酸以及维生素E，常食可预防机体 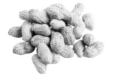 过早衰老，具有滋补益寿的功效。

山药

山药含有皂苷、山药碱、胆碱、钙、磷、铁等营养物质，具有诱生干扰素的作 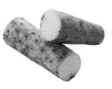 用，常食可增强记忆力，自古即是补虚疗损、延年益寿的优质食材。

西蓝花

西蓝花富含胡萝卜素、维生素C等抗氧化剂，能够有效清除人体内的自由基，保护细胞不受自由基损害，被西方科学家称为最好的抗衰老和抗癌食物。

核桃

核桃所含的核酸可以延缓机体细胞衰老，促进机体新陈代谢，增强体质，所含的维生素 A、维生素E可有效对抗自由基，常食可增强记忆力、减少皱纹、防止头发过早变白和脱落。

香菇

香菇含有丰富的氨基酸、维生素D、维生素E等多种营养物质，其水提取物可 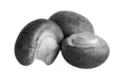 以清除人体内的过氧化氢以及自由基，因此常食香菇可以延缓衰老。

竹荪

竹荪性寒味甘，具有滋阴养血、补脑益气、宁神健体的功效，经 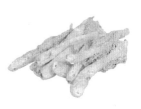 常吃些竹荪，不论是对防病健身还是抗衰益寿都大有裨益。

葡萄

葡萄含有丰富的花青素，这种强抗氧化剂可以有效清除人体内的自由 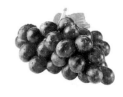 基，起到延缓衰老的作用。此外，葡萄还具有健脾胃、助消化、补气血、防癌抗癌的作用，皆对延年益寿有帮助。

抗衰老，健脑益智
花生豆浆

原料：

黄豆、花生仁各45克。

做法：

(1) 黄豆用水浸泡10～12小时，洗净；花生仁洗净。

(2) 将花生仁、黄豆放入豆浆机中，加凉白开到机体水位线间，接通电源，按下"五谷豆浆"启动键，20分钟左右豆浆即成。

营养功效：

　　花生和黄豆皆为延缓衰老的优质食材，经常食用可起到健脑益智、强筋壮骨、调节内分泌的作用。这款豆浆可抗衰老、美容养颜、改善更年期症状。

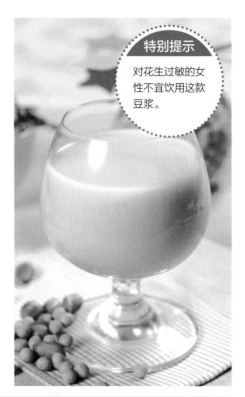

特别提示

对花生过敏的女性不宜饮用这款豆浆。

延年益寿
山药糊

原料：

山药、小麦面粉各120克，葱末、姜末、红糖各适量。

做法：

(1) 山药去皮，洗净，切为薄片，捣成糊状。

(2) 锅中加适量清水，煮沸后边搅拌边下山药糊，再次煮沸后下小麦面粉调匀，然后再放入葱末、姜末及红糖，煮成糊即可。

营养功效：

　　这款糊可以增强人体细胞免疫功能，延缓细胞衰老，是延年益寿、美容养颜的佳肴。

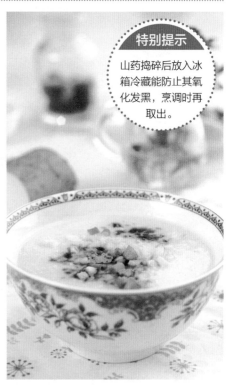

特别提示

山药捣碎后放入冰箱冷藏能防止其氧化发黑，烹调时再取出。

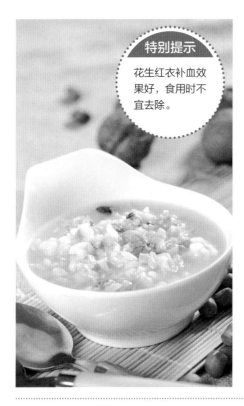

特别提示

花生红衣补血效果好，食用时不宜去除。

健脑，抗衰

花生核桃粥

原料：

大米100克，核桃仁30克，花生仁20克，白糖少许。

做法：

(1) 大米淘洗干净；核桃仁、花生仁洗净，均用刀拍碎。

(2) 将大米、核桃仁、花生仁入锅，加适量清水煮粥，待粥熟时，加入白糖调味即可。

营养功效：

花生与核桃中含有大量的优质蛋白质、维生素E以及多种矿物质，经常食用可延缓大脑衰老、保持肌肤弹性。

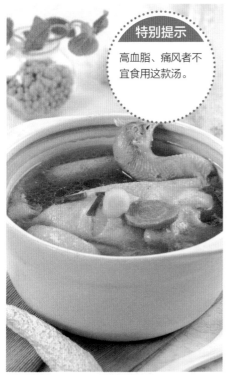

特别提示

高血脂、痛风者不宜食用这款汤。

对抗自由基

香菇竹荪煲鸡汤

原料：

新鲜香菇8朵，母鸡1只，竹荪10根，胡萝卜1根，葱段、姜片、米酒、盐各适量。

做法：

(1) 竹荪洗净，焯水；新鲜香菇洗净；胡萝卜洗净，切片。

(2) 母鸡收拾干净，洗净，放入砂煲内，倒入没过鸡肉的清水，放入米酒、姜片、葱段煮开。

(3) 煮开后放入香菇，改小火炖煮1小时，放入竹荪、胡萝卜片，煮半小时调入盐即可。

营养功效：

香菇和竹荪中含有丰富的氨基酸、维生素D、维生素E，经常食用可以清除人体内的过氧化氢以及自由基。这款汤具有延缓衰老、防癌抗癌的功效。

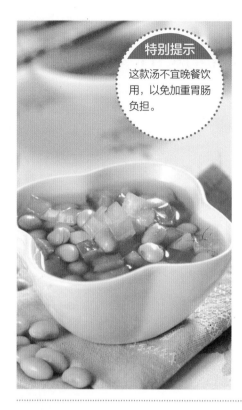

特别提示

这款汤不宜晚餐饮用，以免加重胃肠负担。

强壮筋骨，抗衰益智

猪蹄筋黄豆汤

原料：

猪蹄筋180克，黄豆250克，盐适量。

做法：

(1) 黄豆洗净，浸泡约3小时；猪蹄筋洗净，切成小块。

(2) 将黄豆和猪蹄筋块放入炖锅内，加入适量清水，炖至黄豆烂熟，加适量盐调味即可。

营养功效：

猪蹄筋富含胶原蛋白，适量食用可保持肌肤弹性、延缓皮肤衰老，预防骨质疏松，与黄豆同食可起到强筋壮骨、补肝养血、抗衰益智的作用。

排毒，抗衰，护发

蚝油芦笋

原料：

芦笋500克，蚝油2勺，植物油、盐各适量。

做法：

(1) 芦笋洗净，备用。

(2) 锅中倒入适量植物油，烧热后放入芦笋、盐，大火炒5分钟左右；加入蚝油，继续翻炒至熟即可。

营养功效：

芦笋具有清热、生津润燥、利小便的功效，富含的膳食纤维可以促进毒素排出体外，富含的维生素C、硒可以延缓衰老，防治心脑血管疾病以及癌症。

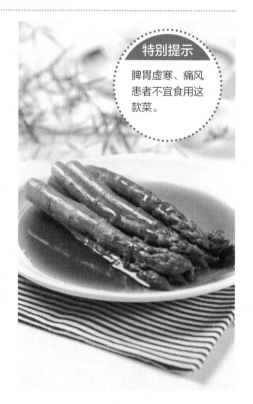

特别提示

脾胃虚寒、痛风患者不宜食用这款菜。

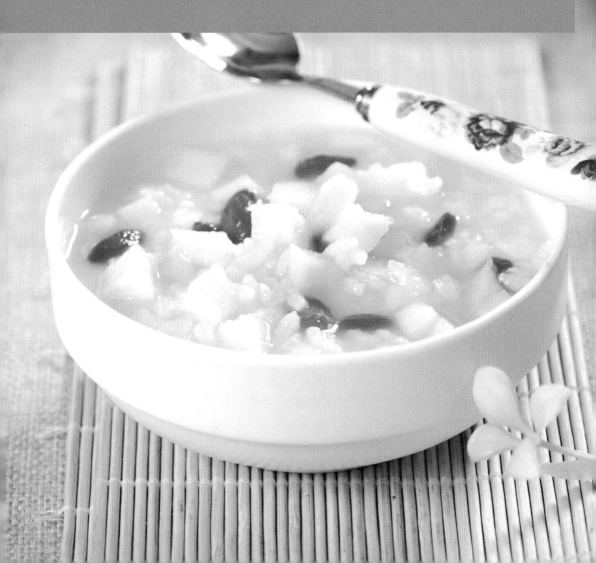

8 Chapter

调养五脏，让你一生如花般盛开

从中医的角度来讲，五脏协调才能身体健康、容颜美丽，如果五脏失调，疾病就会缠身。只有调理好五脏，让心、肝、脾、肺、肾各司其职，才能实现身体健康的愿望。女人一生的美丽、健康，从调养五脏开始！

养心安神

测一测：你的心脏老了吗？

1. 舌头有溃疡。

2. 额头长痘。

3. 脸色苍白，无血色、无光泽。

4. 失眠。

5. 睡着后会因气急、气闷惊醒，被迫坐起后有时会咳嗽。

6. 高血压、血脂异常。

7. 爬三层楼就会心慌、气短。

8. 耐力变差，越来越懒。

9. 饱餐、受凉、吸烟或者紧张时有胸部憋闷、疼痛的现象。

10. 经常吸烟饮酒、熬夜，缺乏锻炼，饮食口味偏重。

说明：

1. 每题10分，回答"是"加10分，回答"否"不加分。

2. 总分＞30分，说明你的心脏已经开始衰老。

3. 总分＞50分，说明你的心脏比实际生理年龄大。

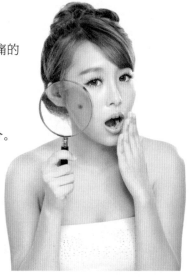

4. 总分＞70分，说明你的心脏超过实际生理年龄很多，应到医院进行相关检查。

脸美不美，心说了算

心主血脉，犹如发动机一样推动着血液的运行，面部血脉十分丰富又相对表浅，所以面色的明与暗、润与枯可以反映心主血脉的功能是否协调。身体健康的人，面色应该红润、有光泽，不论肤色深浅，面色看起来应该是红扑扑的。

如果面色苍白无华，甚至给人枯槁的感觉，说明心气不足导致心血亏损，进而造成面部供血不足，皮肤得不到滋养；如果面色虚浮苍白，说明心气虚，血不生荣；如果面色青紫、枯槁、无光泽，说明血行不畅；如果面色瘀暗，说明心血瘀阻；如果面部易生疮疡，说明心火血热。

精神面貌同样影响美丽，心血不足时会出现失眠多梦、健忘恍惚、惊悸等症状，心火血热时会出现心烦不安、失眠多梦，心气虚时则会两眼无光、兴趣索然甚至悲观厌世，而心血、心气充足时整个人的精神面貌截然不同，会显得神采奕奕，两眼炯炯有神，精力充沛，看起来朝气蓬勃、魅力四射。

养心护心的饮食之道

饮食做到"三低"

养护心脏首先要远离"三高"饮食，高热量、高脂肪、高胆固醇食物是诱发心脑血管疾病的元凶，长期食用对心脏危害极大。低热量、低脂肪、低胆固醇的"三低"饮食有助于保护心脑血管，让女性远离各种"富贵病"。

控制体重

研究表明，体重增加10%，患冠心病的概率增加38%，当体重增加20%时，患冠心病的概率增加86%，这组可怕的数据提醒我们应该严格控制体重。控制体重从管住嘴开始：饮食应荤素、粗细搭配，以素食为主；三餐应合理安排，定时定量，晚餐不宜大鱼大肉、不宜吃太饱。

多吃红色食物

中医理论认为，红入心，食用红色食物有益于心脏保健。现代营养学研究表明，红色食物中维生素A、铁、番茄红素等营养物质含量丰富，经常食用可以起到增强心脏活力、预防心脑血管疾病的作用。女性多吃红色食物还能够延缓衰老、防治失眠。具有养心护心功效的红色食物主要有辣椒、番茄、樱桃、草莓、西瓜、山楂、猪心、牛肉、羊肉等。

适量吃些味苦的食物

苦入心，苦瓜、苦菊、苦菜等味苦的食物具有清心除烦的功效，有助保护心脏，尤其适合心火旺盛的女性食用。

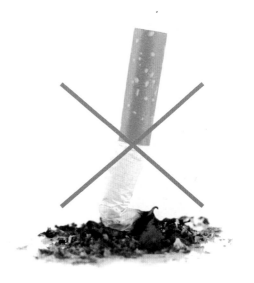

戒烟

吸烟对心脏的危害很大，烟草中所含的烟碱可导致血管痉挛、血液流动异常、心跳加快、心脏耗氧量增加。想要心脏安康，赶紧熄灭手中的香烟吧！

戒酒

适量饮酒可养生，不过对于心脏不太好的女性来说，饮酒会加重心脏的负担，导致心律失常，还可诱发动脉粥样硬化等心血管疾病。

温馨
叮咛

想要心脏健康，应改善居住环境，安静、舒适的环境对心脏健康有利，污染严重、噪声大的地方则可能诱发心脏病。此外，适量的运动、积极豁达的心态以及规律的生活也是养心护心的必修课。

养心食物大盘点

酸枣仁

酸枣仁味甘，性平，入心、肝经，具有滋养心肝、安神敛汗的功效，适用于心肝血虚引起的自汗、盗汗、惊悸、失眠等症。食用酸枣仁还可改善记忆力，增强机体免疫力，与其他中药配伍则可使肌肤光滑、皱纹减少。

莲子

莲子味甘涩，性平，入心、脾、肾经，具有养心安神、益肾固精、补脾止泻的功效。莲子善补五脏不足，莲子心所含的生物碱具有明显的强心作用，经常食用还可起到祛斑嫩肤的功效。

猪心

猪心味甘咸，性平，入心经，其安神定惊、养心补血的功效非常突出。适量喝点猪心汤对心脏有明显的养护作用，可以使人脸色红润、精神焕发。

桂圆

桂圆味甘，性温，入心、脾经，能补益心脾、养血安神、润肤美容，适用于气血不足导致的失眠健忘、体质虚弱、心悸、自汗盗汗等症。

柏子仁

柏子仁味甘，性平，入心、肾、大肠经，具有安神养心、润肠通便、止汗的作用，适用于心悸、失眠、阴血不足、阴虚盗汗等症。

红豆

红豆味甘酸，性平，入心、小肠经，具有健脾利水、解毒消痈、消利湿热等功效，对于心源性水肿有很好的功效。红豆还富含叶酸，孕妇食用有助胎儿生长发育，产妇食用可催乳。

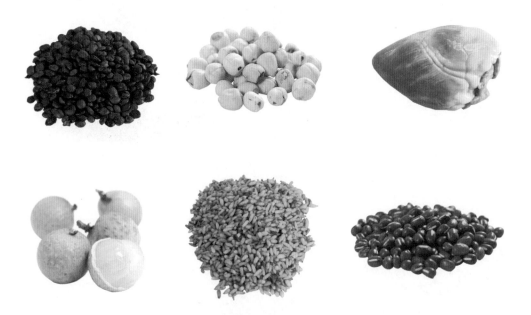

养心补血，温补阳气

菠萝桂圆红枣汁

原料：

菠萝200克，桂圆50克，红枣30克，蜂蜜适量。

做法：

(1) 菠萝去皮，切成小块；桂圆去皮、核；红枣洗净，去核。

(2) 将所有食材放入榨汁机中，加凉白开到机体水位线间，接通电源，按下"果蔬汁"启动键，搅打均匀即可。

营养功效：

红枣和桂圆都是补气血、养心安神的好食材，与菠萝、蜂蜜同食可起到温补阳气、益心脾、补气血、安神志等功效。

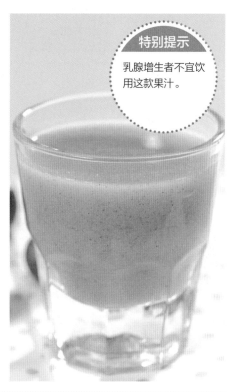

特别提示

乳腺增生者不宜饮用这款果汁。

补益心脾、养血安神

红豆桂圆豆浆

原料：

红豆50克，鲜桂圆肉30克。

做法：

(1) 红豆浸泡4～6小时，洗净。

(2) 将鲜桂圆肉、红豆放入豆浆机中，加凉白开到机体水位线间，接通电源，按下"五谷豆浆"启动键，20分钟左右豆浆即可做好。

营养功效：

红豆可养心补血；桂圆可补心脾、益气养血、安神助眠。这款豆浆具有安神、补血、养心等功效，尤其适宜心悸、失眠健忘、神经衰弱者食用。

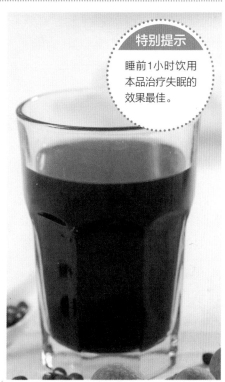

特别提示

睡前1小时饮用本品治疗失眠的效果最佳。

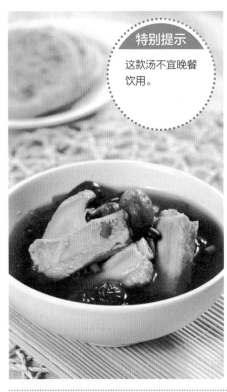

特别提示

这款汤不宜晚餐饮用。

养心安神，补虚养颜

圆肉排骨宁神汤

原料：

黑豆60克，排骨100克，桂圆肉20克，红枣8枚，葱花、盐各适量。

做法：

(1) 排骨洗净，焯烫去除血水，切段；黑豆洗净，浸泡2小时；红枣洗净，去核。

(2) 将排骨段和黑豆、桂圆肉、红枣放入汤锅内，加清水适量，炖约1小时，至排骨熟透，加盐调味，撒入葱花即可。

营养功效：

黑豆可护心强肾、防衰老；桂圆可养心安神、补正气；红枣可养血补气、宁心神。这款汤具有养心安神、补虚抗衰、美容驻颜等功效。

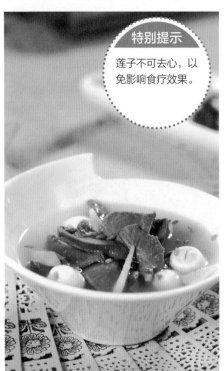

特别提示

莲子不可去心，以免影响食疗效果。

养心，补血，安神

猪心莲子汤

原料：

猪心1个，莲子10克，柏子仁30克，姜片、盐、香油各适量。

做法：

(1) 猪心切开，浸泡2小时，洗净，切片，去血水；莲子、柏子仁洗净，莲子泡软。

(2) 砂锅中加适量温水置火上，放入猪心片、莲子、柏子仁、姜片，大火煮沸后转小火煲40分钟，加适量盐调味，淋上香油即可。

营养功效：

猪心可安神定惊、养心补血；莲子可宁神安眠、补脾止泻。两者同食具有养心安神、增强心肌功能的作用。

宁心安神，减压养颜

酸枣仁排骨汤

原料：

酸枣仁10克，百合20克，小排骨200克，盐适量。

做法：

(1) 百合洗净，温水浸泡约10分钟；酸枣仁用刀背略微压碎；小排骨洗净，焯烫去血水。

(2) 将所有食材放入锅中，加适量清水，大火煮沸后转小火炖煮至汤汁浓稠，加盐调味即可。

营养功效：

酸枣仁具有宁心安神，养肝敛汗的功效；百合具有清心安神、润肺止咳的功效。两者同食可养心安神，适用于压力大引起的失眠、多梦，还可改善面色萎黄。

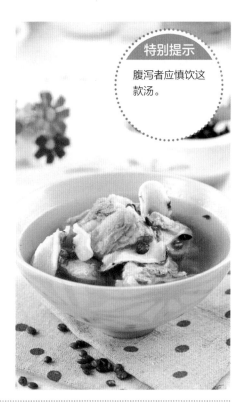

特别提示

腹泻者应慎饮这款汤。

养心安神

百合莲子汤

原料：

鲜百合30克，莲子60克，枸杞子5克，蜂蜜适量。

做法：

(1) 鲜百合洗净；莲子洗净，浸泡2~3小时；枸杞子洗净。

(2) 汤锅置火上，放入莲子和适量清水，大火烧开后转小火煮至莲子熟透，加百合和枸杞子略煮，离火，晾至温热，加蜂蜜调味即可。

营养功效：

莲子具有养心安神、益肾固精、补脾止泻的功效，莲子心所含的生物碱具有明显的强心作用，与百合同食可起到养心安神、清心润肺等作用。

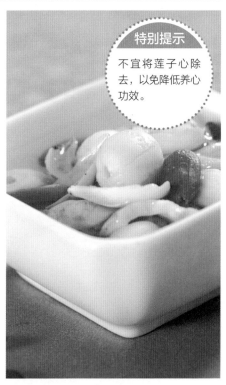

特别提示

不宜将莲子心除去，以免降低养心功效。

安神益气，补心养血

陈皮煲猪心

原料：

陈皮15克，党参、黄芪各10克，猪心1个，姜片、盐各适量。

做法：

(1) 党参、黄芪、陈皮分别洗净；猪心浸泡去血水，剖开，洗净。

(2) 将党参、黄芪、陈皮、猪心与姜片一起放入砂锅，加适量清水，小火煲1小时，加适量盐调味即可。

营养功效：

陈皮可行气清肺、开胃、生津润肤；猪心可安神定惊、补心宁神；与补气血的党参、黄芪同食可起到补心养血、安神益气、健脾益胃、润泽肌肤的作用。

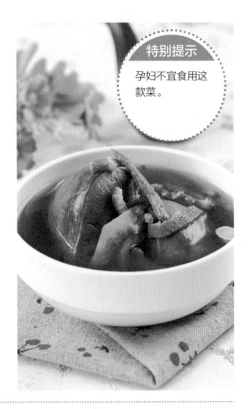

特别提示

孕妇不宜食用这款菜。

养心补血，润肺养颜

百合芝麻煲猪心

原料：

猪心100克，百合、红枣各30克，黑芝麻、姜片、盐各适量。

做法：

(1) 猪心洗净，切成片；黑芝麻放入锅中，炒香；百合、红枣用清水洗净，红枣去核。

(2) 瓦煲内加入适量清水，煮沸后放入所有材料，煮熟后加适量盐调味即可。

营养功效：

《本草纲目》中记载百合具有"养阴润肺、补中益气、宁心安神"等功效，与养心的猪心、黑芝麻同食可养心补血、养阴润肺、乌发生发。

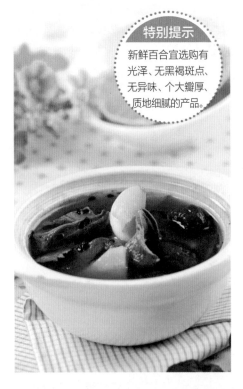

特别提示

新鲜百合宜选购有光泽、无黑褐斑点、无异味、个大瓣厚、质地细腻的产品。

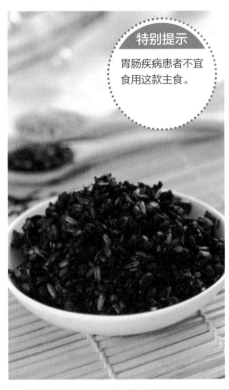

特别提示

胃肠疾病患者不宜食用这款主食。

养心补血，通便排毒

五谷丰登杂粮饭

原料：

红豆20克，黑米20克，薏米、荞麦、燕麦各10克。

做法：

(1) 黑米、薏米、荞麦、燕麦洗净；红豆洗净，浸泡两个小时。

(2) 将所有食材一起放入电饭煲内蒸熟，再焖20分钟即可。

营养功效：

红豆可养血清心；黑米可补肾养血；薏米可健脾化湿；荞麦与燕麦可润肠通便、降脂降压。这款主食具有补养五脏、补气养血、提高免疫力的功效。

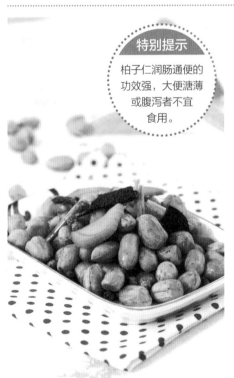

特别提示

柏子仁润肠通便的功效强，大便溏薄或腹泻者不宜食用。

养心，安神，健脾

柏子仁煮花生

原料：

花生仁250克，柏子仁15克，盐、葱段、姜片、花椒、桂皮各适量。

做法：

(1) 花生拣去杂质，洗净；柏子仁洗净，用纱布包好。

(2) 花生仁、柏子仁纱布包放入锅中，加适量清水，放入葱段、姜片、花椒、桂皮，大火煮沸后转小煮至熟烂，加适量盐调味即可。

营养功效：

柏子仁具有养心安神、润肠通便、止汗等功效；花生可健脾开胃、润肺补气。两者同食可起到养心、安神、健脾的功效，尤其适合心虚血少所致的心悸不眠、神经衰弱、健忘、怔忡等病症食疗。

养肝排毒

养好肝脏，远离毒素

肝脏是人体最重要的解毒器官，拥有强大的再生能力，各种毒素进入肝脏后经过一系列的化学反应，最后变成无毒或者低毒物质，生理功能十分强大。在中医看来，肝属木，犹如春天的树木，主疏泄、主筋膜、藏血。养好肝，肌肤才能晶莹剔透，气机才能畅通无阻，精气才能充足，关节才能灵活。

养肝护肝，需要注意以下生活细节。

(1) 每天按时就寝，尽量不熬夜，上床就寝时间最晚不宜超过23:00，这样可以给肝脏充分的排毒时间。

(2) 进行体育锻炼，以慢跑、快走、跳绳、登山等有氧运动为主，配合一定量的无氧运动，锻炼时血液循环加快，毒素排出体内的速度也更快，有助保护肝脏。

(3) 体重不正常对肝脏健康不利，建议维持正常体重，不过度消瘦或肥胖。过度消瘦的女性应积极增加体重至正常，不能过度以瘦为美。

(4) 不滥服药物，尤其是非处方药物，更不能自行服用多种药物，以免影响肝脏代谢药物的能力，加重肝脏的负担，甚至损伤肝脏。

(5) 避免不必要的输血、输液、打针，尽量不要穿耳洞、文身，不和他人共用牙刷、刮胡刀，以免感染传染性肝病。

(6) 怒伤肝，生活中应保持乐观、平和的心态，不宜郁郁寡欢、发怒暴躁，以免肝脏气血瘀滞不畅而成疾。

(7) 不宜长时间处于工作状态，即使加班也应合理安排作息时间，每小时休息10分钟，以免血气消耗量增加，导致肝气受损。

(8) 与乙肝患者接触时应保持安全距离，沙尘、雾霾天应佩戴专业防霾口罩。

温馨叮咛　　长期服用降压药、降糖药、抗生素、镇静剂、抗癌剂、激素类药物会造成药物性肝损伤，因此积极治疗慢性病的同时应注意养肝护肝。

养肝排毒的黄金饮食原则

进餐定时定量

三餐定时定量，可在早餐与午餐、午餐与晚餐之间加餐两次，吃些新鲜水果、坚果或者乳制品，忌暴饮暴食或者长时间处于饥饿状态，因为这样的饮食习惯会导致消化液分泌出现异常，进而导致肝功能失调。

多吃青绿色食物

青入肝，青绿色食物具有舒肝、强肝的功效，堪称人体的"排毒剂"，可以起到调节运化吸收的作用，有助保护肝脏。现代营养学研究表明，青绿色食物可以刺激肝脏产生降解体内致癌物的物质，从而保护肝脏。可以养肝护肝的青绿色食物有菠菜、苋菜、油菜、芹菜等。

适量吃些酸味食物

酸入肝，酸味食物有助保护肝脏，可以起到滋阴养肝、收敛固涩的功效。酸味的养肝食物主要有番茄、木瓜、荔枝、山楂、柠檬、杏等。

多喝水

多喝水可补充体液，促进血液循环与新陈代谢，帮助体内废物及时排出体外，减少毒素在体内的堆积。此外，肝脏在代谢过程中需要大量的水，缺水会影响肝脏的排毒功能，还会导致毒素损伤人体各个器官（包括肝脏）。

少吃辛辣刺激性食物

辛入肺，肺属金，辛辣食物可以补益肺脏，但是吃得过辣会导致肺气偏盛，导致金克木的现象出现，对肝脏有害，导致肝血不足、筋脉失血、头晕目眩、视物模糊、面色无华等症状。

戒烟限酒

烟草中含有尼古丁、烟碱等多种毒素，经过肺部进入血液后需要肝脏解毒，长期吸烟会加重肝脏负担，进而形成伤害。少量饮酒有利于通经、活血、化瘀和肝脏阳气的升发，但是饮酒忌贪杯过量，因为肝代谢酒精的能力是有限的，多饮必然会伤肝。

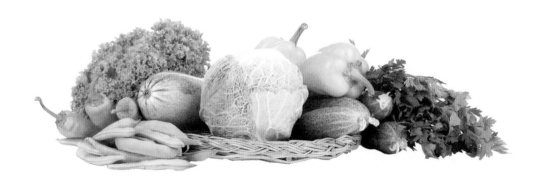

肝脏最爱的食物

动物肝脏

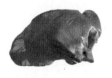

猪肝、羊肝、鸡肝、鸭肝等动物肝脏具有补肝、明目、养血的功效，适量食用可有效预防缺铁性贫血，维持正常视力，缓解视疲劳，促进毒素排出体外，抑制肿瘤细胞产生。对于女性来说，食用动物肝脏还能对抗岁月，起到延缓衰老的作用。

草鱼

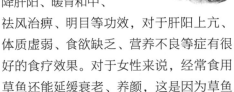

草鱼性温味甘，入肝、胃经，具有平降肝阳、暖胃和中、祛风治痹、明目等功效，对于肝阳上亢、体质虚弱、食欲缺乏、营养不良等症有很好的食疗效果。对于女性来说，经常食用草鱼还能延缓衰老、养颜，这是因为草鱼中含有丰富的硒元素。

枸杞子

中医认为，枸杞子具有滋补肝肾、益精明目、养血的作用，经常食用可保护肝脏，增强机体免疫力，防治夜盲症、近视，降低三高，更好地预防心脏病和癌症。

莲子

莲子可"交心肾、厚肠胃，固精气，强筋骨，补虚损，利耳目，除寒湿"，不去心的莲子可以起到降肝火的作用，具有预防肝硬化、降低三高的功效。

菊花

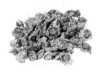

菊花味甘、苦，性微寒，入肺、肝经，具有疏风清热、清肝明目、平降肝阳的功效，对肝经风热、肝阳上亢等有明显的治疗作用。

玫瑰花

玫瑰花性温，味甘、微苦，具有平肝、理气解郁、活血散瘀、润肺养颜的功效。女性食用玫瑰花还可以起到消除色素沉着、保持肌肤白皙的作用。

木瓜

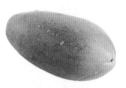

木瓜是舒筋活络、护肝和胃的佳果，《本草纲目》中指出：木瓜性平、微寒，味甘，入肝、脾经，可通络舒筋、治疗肢体肿痛、解酒毒、消食化滞。木瓜所含的木瓜还原糖、齐墩果酸、维生素C、木瓜酸等营养物质可抗菌、保肝。

芹菜

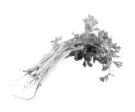

芹菜性凉，味甘，入肺、胃、肝经，是平肝清热、祛风利湿、除烦消肿的佳蔬。芹菜含有丰富的膳食纤维，常吃可刺激身体排毒，促进肠道和尿液排毒，减轻肝脏的排毒负担。

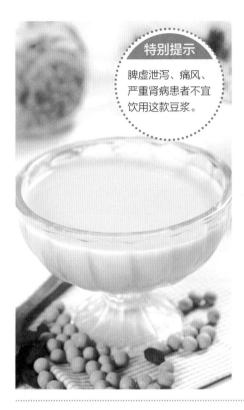

特别提示

脾虚泄泻、痛风、严重肾病患者不宜饮用这款豆浆。

养肝明目

枸杞豆浆

原料：

黄豆60克，枸杞子10克。

做法：

(1) 黄豆浸泡10～12小时，洗净；枸杞子温水泡发，洗净。

(2) 将枸杞子、黄豆放入豆浆机中，加凉白开到机体水位线间，接通电源，按下"五谷豆浆"启动键，20分钟左右制成豆浆即可。

营养功效：

枸杞子具有滋补肝肾、益精明目、养血的作用，经常食用可保护肝脏，与黄豆同食可以起到养肝明目、养血壮骨等作用。

平肝理气

玫瑰桂圆醋

原料：

桂圆600克，玫瑰花10克，冰糖200克，糯米醋500克。

做法：

(1) 桂圆洗净，剥除壳与果核，取果肉备用。

(2) 以一层桂圆肉、一层冰糖的方式放入广口玻璃瓶中，再放入玫瑰花，倒入糯米醋，封紧瓶口。

(3) 贴上制作日期标签，放置于阴凉处，静置浸泡3个月后，开封稀释饮用即可。

营养功效：

玫瑰花具有平肝、理气解郁、活血散瘀、润肺养颜的功效；桂圆可补虚安神、养血益脾。两者同食可以起到平肝理气、养血安神等作用。

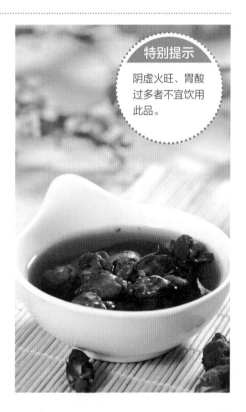

特别提示

阴虚火旺、胃酸过多者不宜饮用此品。

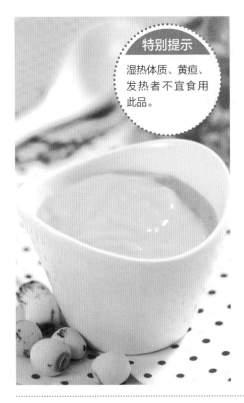

特别提示

湿热体质、黄疸、发热者不宜食用此品。

预防肝硬化

莲子山药米糊

原料:

糯米50克,莲子、山药各20克,红枣3枚。

做法:

(1) 糯米淘净,清水浸泡2小时;山药洗净,去皮,切块;莲子洗净,清水浸泡2小时,不去心;红枣洗净,用温水浸泡30分钟,去核,切小块。

(2) 将所有原料放入豆浆机中,加凉白开到机体水位线间,接通电源按下"米糊"启动键,搅拌20分钟左右即可。

营养功效:

不去心的莲子可以起到降肝火的作用,具有预防肝硬化、降低三高的功效,与山药、红枣一起煮粥可降肝火、补气血、润肺健脾。

平肝,补肝,抗衰

核桃天麻草鱼汤

原料:

草鱼1条,核桃仁15克,制何首乌12克,天麻6克,姜片、盐、胡椒粉、料酒、植物油各适量。

做法:

(1) 制何首乌、天麻洗净,装进一个纱布袋中;草鱼宰杀,去鳞、鳃、骨及内脏,洗净沥干,切成块。

(2) 锅内放入植物油微微烧热,下入姜片炒香,加水约800毫升,倒入制何首乌、天麻、鱼块、核桃仁、料酒,大火煮沸后转小火继续煮30分钟;待汤汁变浓后加入盐、胡椒粉调味即可。

特别提示

咽干作痛者、大便闭涩者、炎症患者不宜食用这款汤。

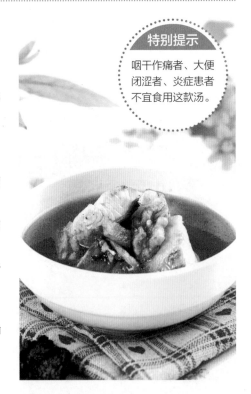

营养功效:

天麻可平肝息风、补血润发;核桃仁可安神健脑;草鱼可平降肝阳。这款汤具有平肝息风、补肝养胆、健筋骨、乌须发等功效。

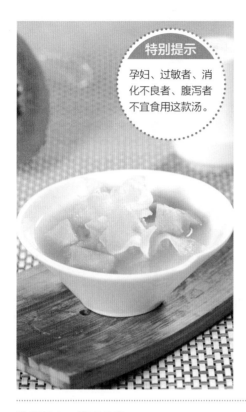

特别提示

孕妇、过敏者、消化不良者、腹泻者不宜食用这款汤。

保肝解毒

牛奶银耳木瓜汤

原料：

牛奶250毫升，银耳10克，木瓜150克，冰糖适量。

做法：

(1) 银耳用清水泡发，去蒂，洗净；木瓜去皮，除籽，洗净，切块。

(2) 汤锅置火上，放入银耳和350毫升清水，大火烧开后转小火煮30分钟，加木瓜块煮软；加冰糖煮至化开，离火，晾至温热，淋入牛奶搅拌均匀即可。

营养功效：

木瓜入肝、脾经，所含的木瓜还原糖、齐墩果酸、维生素C、木瓜酸等营养物质可抗菌、保肝；银耳可提高肝脏的解毒能力，起到保肝作用。这款汤可保肝解毒、美容、补钙。

补肝养血，排毒美容

洋葱炒猪肝

原料：

猪肝200克，洋葱100克，醋、酱油、水淀粉、料酒、香油、盐、植物油各适量。

做法：

(1) 猪肝收拾干净，切成柳叶片，用水淀粉浆一下；洋葱洗净，切片。

(2) 油锅烧热，下洋葱片煸炒片刻，倒入猪肝片，加料酒、酱油、盐翻炒，淋入醋和香油即成。

营养功效：

猪肝可补肝明目、养血润肤；洋葱可清血消炎、光洁皮肤。这款菜具有养血补肝、排毒明目、美容驻颜等功效。

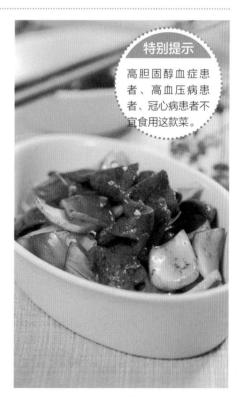

特别提示

高胆固醇血症患者、高血压病患者、冠心病患者不宜食用这款菜。

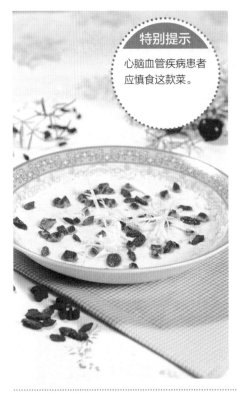

特别提示

心脑血管疾病患者应慎食这款菜。

滋补肝肾

肝杞蒸蛋

原料：

猪肝200克，鸡蛋2个，枸杞子30克，料酒、胡椒粉、盐、葱丝、姜汁和清汤各适量。

做法：

(1) 猪肝去白筋，洗净，切成细粒。

(2) 鸡蛋打入碗内搅散，加入肝粒、姜汁、葱丝、料酒、盐、胡椒粉、清汤调匀，撒上枸杞子，入蒸笼蒸熟即成。

营养功效：

猪肝和枸杞子都是滋补肝肾的优质食材，与鸡蛋同食可以起到明目养血、滋补肝肾的功效，对于缺铁性贫血、夜盲症、视力下降有显著的食疗效果。

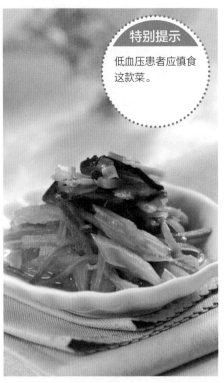

特别提示

低血压患者应慎食这款菜。

平肝清热，益气和血

芹菜炒香菇

原料：

芹菜400克，鲜香菇50克，胡萝卜150克，盐、醋、葱花、淀粉、酱油、植物油各少许。

做法：

(1) 芹菜洗净，焯水，切段；鲜香菇择洗干净，焯水，切丝；胡萝卜洗净，切丝；醋、淀粉加水勾成芡汁。

(2) 油锅烧热，炒香葱花，倒入芹菜段、香菇丝、胡萝卜丝同炒，稍后加入酱油、盐、芡汁，速炒即可。

营养功效：

芹菜可平肝清热、祛风利湿、除烦消肿；香菇可补益脾胃、养血和血；两者同食具有平肝清热、益气和血的功效，尤其适合属于肝阳上亢引起的头痛、眩晕者进行食疗。

疏肝明目
野菊花炒肉片

原料：

野菊花30克，猪肉250克，植物油、料酒、盐、酱油、葱花各适量。

做法：

(1) 野菊花洗净，在沸水中烫一下；猪肉洗净切片，加入料酒、盐、酱油、葱花腌渍10分钟。

(2) 油锅烧热，倒入猪肉片煸香，然后倒入野菊花炒至入味即可。

营养功效：

野菊花具有疏肝明目、疏风散热、消肿解毒等功效，这款菜对白内障引起的视物模糊有缓解作用。

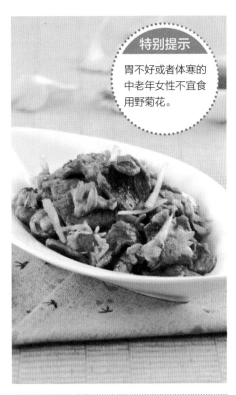

特别提示

胃不好或者体寒的中老年女性不宜食用野菊花。

补肝，养血，养颜
柠檬鸭肝

原料：

鸭肝100克，柠檬1/4个，胡萝卜20克，青椒、高汤、白糖、盐各适量。

做法：

(1) 鸭肝洗净，焯水，切片；柠檬、胡萝卜、青椒洗净，切片。

(2) 锅内倒入高汤，放入柠檬片、胡萝卜片、青椒片，加白糖、盐调味，放入鸭肝片，小火焖熟入味即可。

营养功效：

鸭肝可养血护肝、润泽肌肤；柠檬可开胃消食、淡斑嫩肤、生津润肺；胡萝卜可美白肌肤、护肝明目。这款菜具有护肝养肝、开胃消食、美白养颜等功效。

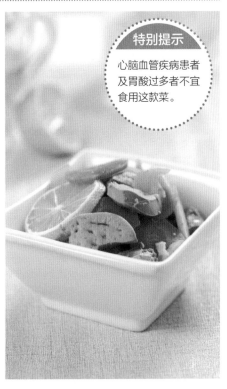

特别提示

心脑血管疾病患者及胃酸过多者不宜食用这款菜。

健脾养胃

伤了脾胃，百病丛生，美丽不再

脾为后天之本，气血化生之源，中医讲究整体观念，常脾胃并称，《素问·灵兰秘典论》中记载："脾胃者，仓廪之官。"脾主统血，主运化精微营养物质，胃主降浊，脾胃功能旺盛，机体的消化吸收能力才能健全，化生精、气、血、津液的原料才能充足，脏腑、经络、四肢百骸、筋肉皮毛才能得到充分的营养。如果脾胃功能失调，水谷精微就无法滋养各个组织和器官，因此有"百病皆由脾胃衰而生""内伤脾胃，百病由生"之说。

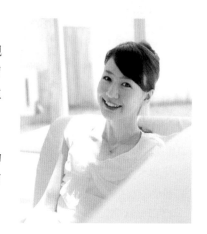

脾胃功能失调，首先出毛病的是消化系统，会导致食欲减退、食后腹胀、胃脘痛、嗳气、呕吐、泄泻、便秘、慢性胃肠炎、胃溃疡、十二指肠溃疡等疾病。由于脾胃属土居中，因此容易影响其他脏腑功能，出现"脾胃一伤，四脏皆无生气"的现象。失眠、水肿、慢性肝炎、慢性咽炎、内分泌失调等疾病，看似与脾胃八竿子打不着，实际上都与脾胃失调有关。

对于女性来说，养好脾胃关乎美丽，脾胃与形体肥瘦、肌肉虚实、肌肤弹性、面色唇色有着直接的关系。脾胃功能正常，女人才会水润、丰盈、有美感，才能延缓衰老、美丽常驻。一旦脾胃功能失调，女性的美丽也会随之大打折扣：嘴唇发白干燥、脸部肌肉呆板或松弛下垂、脸色发黄、长痘、出现水肿性眼袋、体态臃肿或者单薄、月经失调等。

对症调养脾胃问题

脾胃问题	饮食原则	饮食宜忌
脾虚泄泻	饮食宜清淡低脂、少渣易消化、少刺激；宜吃流质或者半流质食物	宜吃米粥、藕粉、米汤、烂面条、蒸蛋羹等，忌吃煎、炸、炒的硬质食物以及辛辣刺激性食物
慢性胃炎	饮食有节，清淡少油腻；三餐定时定量；细嚼慢咽，不宜暴饮暴食	宜吃低膳食纤维的新鲜果蔬，不宜食用柠檬、醋、山楂等过酸的食物，忌喝浓汤以及吃过多的肉类食物
胃下垂	少食多餐，饭后应躺下休息片刻再活动；细嚼慢咽；食物细软、清淡、易消化；饮食多样化，均衡营养	宜吃粥、面条、面片、软饭，适量多吃新鲜果蔬，不宜食用辣椒、生姜、白酒等辛辣刺激性食物
胃溃疡	规律饮食，定时定量；饭菜温度适宜；细嚼慢咽；多吃富含维生素C的新鲜果蔬	宜吃白菜、油菜、菜花、土豆、苹果等果蔬，不宜食用橘子、菠萝等酸度较高的水果，忌吃产气食物、刺激性食物

健脾养胃，这样吃就对了

规律饮食

坚持规律饮食，三餐定时定量，做到早吃好、午吃饱、晚吃好；每餐七八分饱，忌暴饮暴食，少量多餐，两餐饭之间不宜间隔太久；坐直身体吃饭，不要蹲着吃饭，也不要趴在桌子上吃饭。

细嚼慢咽

进食时细嚼慢咽，有助于减轻脾胃的负担，促进食物的消化和吸收，对调养脾胃大有裨益。

多吃黄色食物

黄入脾，黄色食物具有改善消化系统功能的作用，经常食用可保持气血充足顺畅，防治眼部疾病，维持肌肤健康。具有养脾健胃功效的黄色食物主要有菠萝、橘子、柠檬、芒果、杏、南瓜、胡萝卜、玉米等。

适量多吃味甘的食物

甘入脾，味甘的食物有健脾补虚、和中滋养的功效，脾气虚、脾经弱时食用味甘的食物有助于补益脾胃。健脾养胃的味甘食物主要有薏米、燕麦、红薯、甘蔗、柿子、桃、梨、蜂蜜等。

素食为主

肥腻甘厚犹如穿肠毒药，多食损伤脾胃，一日三餐应以素食为主，适量多吃芹菜、白菜、油菜、空心菜、西蓝花等富含膳食纤维的新鲜蔬果，有助促进胃肠蠕动，刺激消化液分泌，减少消化系统的毒素堆积。

少吃刺激性食物

健脾养胃忌吃过甜、过酸、过辣、过咸、过热及生冷食物，太过刺激的味道、温度对脾胃来说都会造成损伤。建议食用味道温和的食物，少吃冰激凌、刨冰、冰镇水果等食物，不宜吃太烫的食物，因为脾胃最喜欢温热的食物。

远离垃圾食品

垃圾食品大多都很美味，这让很多女性明知它们不健康却依然爱不释"口"，殊不知一口口垃圾食品吃进身体里，食欲得到了极大的满足，却带来了脾胃失调。建议少吃或者不吃辛辣、油炸、烟熏、烧烤、腌腊的食物，比如辣椒、腊肉、炸鸡、烤羊肉串、咸鱼等。

选择健康饮品

补益脾胃应做到不喝酒，不喝甜饮料、碳酸饮料，少喝浓茶、咖啡。饮品应以白开水为主，适量喝些适合自己体质的淡茶。

烹调有讲究

适合健脾养胃的烹调方法有蒸、煮、炖、烧、烩、焖等，尽量不要使用干炸、油炸、腌腊、卤制等烹调方法。

温馨叮咛

好心情带来好脾胃，日常生活中应做到乐观豁达、思虑有节，这样才能不伤脾胃，保持靓丽的容貌、苗条的身材。

药食同源的9种健脾养胃食材

芡实

芡实味甘涩，性平，入脾、肾经，具有补脾止泻、固肾涩精的功效。《本草从新》言其可"补脾固肾，助气涩精"，《本草求真》中记载其"味甘补脾，故能利湿，而使泄泻腹痛可治"。

山药

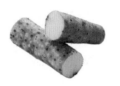

山药具有健脾补肺、益胃补肾、固肾益精等功效，可平补脾胃，脾阳亏、胃阴虚者皆可食用，对于脾胃虚弱、食少体倦、泄泻等病症有良好的食疗效果。

牛肉

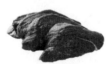

牛肉具有补中益气、健脾养胃、强筋壮骨等功效。牛肉属于高蛋白、高铁食物，脾虚的女性常吃，可以起到补益气血、改善体质的作用，使面色红润有光泽。

猪肚

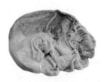

猪肚味甘，性温，入脾、胃经，具有补虚损、健脾胃的功效，常用于治疗脾虚食少、消渴便数、泄泻、虚劳羸瘦等症。

泥鳅

泥鳅味甘，性平，入脾、肝、肾经，具有悦脾舒胃、祛湿止泻、疗痔、补中益气、止虚汗等功效，适合脾胃虚寒、营养不良、身体虚弱等病症食疗。

大米

虽然人们很熟悉大米作为主食的角色，但不一定了解它的保健功效。大米具有健脾养胃、补中益气、益精强志、和五脏、通四脉等功效，清代著名医家王孟英甚至称大米汤为"贫人之参汤"。由于每天都要食用，大米成为最方便易得、最经济实惠的补益脾胃的食物。

薏米

薏米味甘淡，性凉，入脾、胃、肺经，健脾益胃功效很显著。薏米含有多种维生素和矿物质，可以减轻胃肠负担，对食欲缺乏、消化不良、慢性肠炎等病症有良好的食疗效果。

茯苓

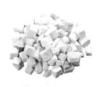

茯苓味甘淡，性平，入心、脾、肾经，具有健脾安神、利水渗湿的功效。茯苓有健脾、渗湿的双重作用，因此适用于脾虚运化失常导致的带下、泄泻、食欲减退、惊悸失眠，既可治标又能治本。

红枣

红枣味甘平，性温，入脾、胃经，能补中益气、养血生津、安神助眠、排毒抗病，对于脾胃虚弱、食少便溏、气血亏虚等疾病有明显的食疗效果，常食红枣可改善脾胃不和、消化不良、身体虚弱、神经衰弱、贫血消瘦、骨质疏松等病症。

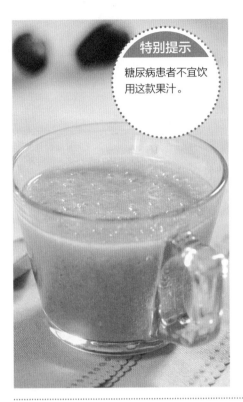

特别提示

糖尿病患者不宜饮用这款果汁。

健脾和胃，提高食欲
香蕉红枣汁

原料：

香蕉200克，红枣50克。

做法：

(1) 香蕉去皮，切小块；红枣洗净，去核。

(2) 将所有食材放入榨汁机中，加凉白开到机体水位线间，接通电源，按下"蔬果汁"启动键，搅打均匀即可。

营养功效：

　　红枣对于脾胃虚弱、食少便溏有明显的食疗效果，常食红枣可改善脾胃不和、消化不良、身体虚弱、贫血消瘦等病症；香蕉可促进肠道蠕动、预防便秘。这款果汁具有和脾胃的作用，可提高食欲。

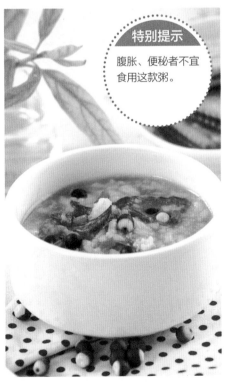

特别提示

腹胀、便秘者不宜食用这款粥。

补脾养胃，固肾益精
芡实瘦肉粥

原料：

大米200克，芡实50克，瘦猪肉100克，葱末、料酒、酱油、淀粉、盐各适量。

做法：

(1) 大米、芡实洗净，分别浸泡30分钟；猪瘦肉洗净，切丝，用料酒、酱油、淀粉腌5分钟，备用。

(2) 芡实放入沸水中煮软，大米入锅，大火煮沸转小火熬成粥，放入腌好的猪瘦肉丝煮熟，加入盐、葱末调味即可。

营养功效：

　　芡实有补脾止泻、固肾涩精的功效；猪肉可补肾养血、滋阴润燥。这款粥具有补脾养胃、除湿、固肾益精的作用。

健脾和胃，补中益气

猪肚粥

原料：

猪肚200克，大米60克，白术30克，生姜片、酱油、香油各适量。

做法：

(1) 猪肚洗净，切成小块；大米洗净。

(2) 猪肚块同白术、生姜片煎煮，取汁去药渣，放入大米煮成粥。

(3) 猪肚捞出蘸香油、酱油佐餐，喝粥吃肚即可。

营养功效：

猪肚为补脾胃之要品，具有健脾胃、益心肾、补虚损等功效；白术可补气健脾、止汗安胎。两者同食可起到补中益气、健脾和胃的功效，对于脾胃气弱所致消化不良、倦怠少气、腹部虚胀等症状皆有改善作用。

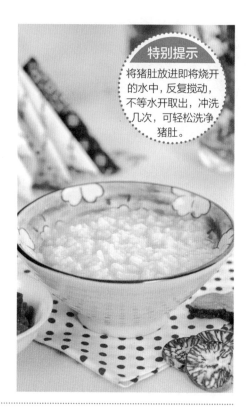

特别提示

将猪肚放进即将烧开的水中，反复搅动，不等水开取出，冲洗几次，可轻松洗净猪肚。

健脾养胃，润肺嫩肤

薏米杏仁健脾粥

原料：

薏米50克，甜杏仁10克，白糖适量。

做法：

(1) 薏米、甜杏仁分别洗净。

(2) 锅中加适量清水，倒入薏米，大火煮沸后转小火煮至半熟，放入甜杏仁，继续煮熟，加入适量白糖调味即可。

营养功效：

薏米可健脾益胃、清肺热、嫩白肌肤；甜杏仁可滋阴润肺、促进皮肤血液循环。这款粥具有健脾益胃、润肺止咳、延缓衰老、嫩肤养颜的功效。

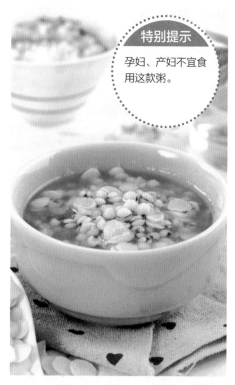

特别提示

孕妇、产妇不宜食用这款粥。

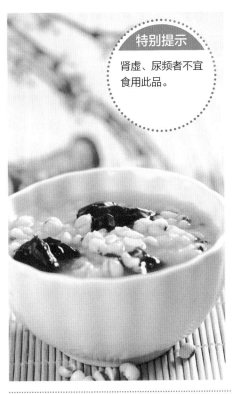

特别提示

肾虚、尿频者不宜食用此品。

健脾胃，除湿热

茯苓山药薏米粥

原料：

茯苓、干山药各15~20克，薏米20克，红枣8枚，大米适量。

做法：

(1) 将茯苓、干山药全部研磨成粉末；红枣洗净，去核。

(2) 将大米、薏米加适量水，煮至半熟。

(3) 放入山药粉、茯苓粉、红枣搅匀后煮熟即可。

营养功效：

茯苓可健脾安神、利水渗湿；薏米可健脾利湿、除湿热。两者同食对脾虚运化失常导致的带下、泄泻、食欲减退等症有显著的食疗效果。

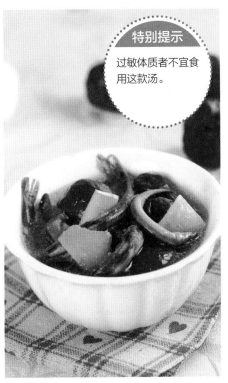

特别提示

过敏体质者不宜食用这款汤。

健脾益胃，养血安神

红枣泥鳅汤

原料：

泥鳅100克，红枣6枚，植物油、姜片、盐各适量。

做法：

(1) 泥鳅净膛，冲洗干净，去掉黏液；红枣洗净，去核。

(2) 将洗好的泥鳅放进油锅中煎香；放入姜片和红枣，注入适量清水，大火煮沸后转小火煮约20分钟，加盐调味即可。

营养功效：

红枣可养心安神、强健脾胃；泥鳅可悦脾舒胃、强精补气。两者同食可起到健脾养胃、滋补阴血的功效。

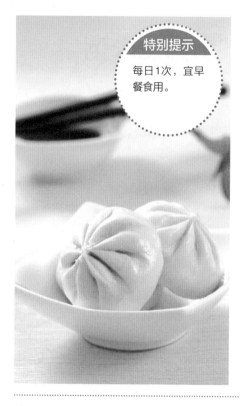

特别提示

每日1次，宜早餐食用。

健脾益胃，补肾固精

山药茯苓包子

原料：

山药粉、茯苓粉各100克，面粉1000克，白糖300克，酵母、碱、猪油各适量。

做法：

(1) 山药粉、茯苓粉放入大碗内，加清水适量，搅拌成糊，上笼用大火蒸30分钟后取出，加面粉（200克）、白糖、猪油（少许）调成馅。

(2) 将余下的面粉加适量酵母和清水，揉成面团，静置2～3小时，至面团发起后，放碱揉匀，分成若干小面团，加入馅心做成包子。

(3) 包子上笼，大火蒸15～20分钟即可。

营养功效：

山药具有健脾补肺、补肾益胃、固肾益精的作用，与茯苓同食可起到健脾和胃、补肾固肾、固精气的作用，尤其适合尿频、遗精、遗尿者食疗。

健脾，宁心，固肾

牛肉健脾丸

原料：

牛肉（瘦）、山药（干）、莲子、茯苓各200克，红枣100克。

做法：

(1) 牛肉切片，焙干至焦黄，研为粉末，备用；山药、莲子、茯苓一起共研为末；红枣洗净，蒸熟。

(2) 将牛肉粉末及山药、莲子、茯苓粉末和红枣共捣碎为丸，蒸熟即成。

营养功效：

牛肉、山药、茯苓皆是健脾的好食材，同食不仅可以起到健脾胃的作用，对其他脏腑也有良好的滋补作用，尤其适合消化不良者食用。

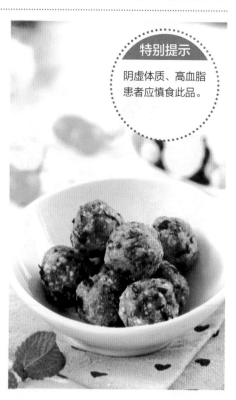

特别提示

阴虚体质、高血脂患者应慎食此品。

补肾温阳

肾乃先天之本，养肾就是养命

中医理论认为，肾为先天之本，肾主骨生髓通于脑，主藏精，开窍于耳。由此可见，肾的好坏与脑功能、听力、骨骼、呼吸、生殖系统的健康息息相关，肾好则耳聪目明、头脑灵活、骨骼强壮、呼吸顺畅、大小便正常、生殖能力强，肾虚则会导致各种疾病，比如耳病、牙齿稀疏、女性痛经与闭经等。

一直以来，大家都把补肾视为壮阳，认为女性不需要补肾，这两种观点都是不正确的。养肾对于女性来说尤为重要，与男性相比，女性自身的阳气本就虚弱，特殊的生理结构和心理特点也决定了女性更容易患上肾病，比如肾盂肾炎、狼疮性肾炎等肾病更青睐女性。

女人一生的美丽安康都需要肾维持，从生长发育到经历经、带、胎、产，一切都要靠肾来支撑。肾精充盈、肾气旺盛，五脏才能正常运行，整个人看起来才会气血充足、头发乌黑亮泽、眉毛浓密、牙齿坚固。当肾精不足、肾气虚弱时，五脏功能失调，导致女性过早衰老、脸色苍白、眼睑水肿、黑眼圈加重、头发早白、齿摇发落、痛经闭经、不孕等。

肾脏健康离不开的营养素

锌

锌有"智慧元素"的美称，是补肾非常好的营养素，具有提高性欲与精子质量的作用。锌主要存在于海产品、动物内脏、坚果中，各种海鲜的含锌量尤其丰富。

硒

硒分布于各组织器官和体液，肾脏中浓度最高。硒具有帮助肾功能恢复的作用，对心功能的良好作用可以防止心功能不足引起肾功能减弱。长期缺硒会导致男性精子畸形、女性患子宫炎症。硒无法在体内合成，需要从食物中摄取，动物内脏、海产品以及植物种子中含有较丰富的硒。

钙

钙被称为"生命元素"，可以促进肾功能恢复，对过敏性疾病引起的肾功能损伤有一定的积极作用，肾功能减弱或者患有严重的肾功能疾病时需要补钙。乳制品、蛋类、豆类及绿色蔬菜中富含钙。

温馨
叮咛

随着工作、生活压力增加，空调的普遍使用，肾病有年轻化的趋势，越来越多的年轻女性出现肾虚现象，加上经常熬夜加班或娱乐，嗜食生冷食物，对肾功能来说更是雪上加霜。因此，年轻女性也需要补肾养肾。

维生素B$_6$

维生素B$_6$参与三大产能营养素的代谢，可以间接减少肾脏的负担，对草酸性肾结石的形成也有一定抑制作用。动物肝脏、谷类、鱼肉、蛋类、豆类等食物中维生素B$_6$含量丰富。

膳食纤维

膳食纤维可以促进脂类代谢和毒素排泄，间接减轻肾脏的负担，从而起到保护肾脏的作用。膳食纤维广泛存在于粗粮、薯类、新鲜蔬菜和水果中。

养肾的健康饮食原则

多吃黑色食物

黑色入肾，黑米、黑枣、黑豆、黑芝麻、桑葚、乌鸡等黑色食物具有补肾养肾的功效，经常食用可滋养肾脏，令头发乌黑亮泽、皮肤紧致、脸色红润。

适量吃些咸味食物

咸入肾，咸味食物可以起到补肾作用，适量食用可补肾强腰、强壮骨骼。可以补肾的咸味食物主要有海带、海蜇、紫菜等。咸味食物大多性寒凉，因此应适度食用，过量食用既伤肾又伤脾胃。需要注意的是吃咸味食物不等于多吃盐，过量摄入食盐不仅不能养肾，还会影响肾功能。

饮食宜清淡

过量的摄入肉类食物会加重肾脏负担，建议每天吃肉不超过200克。乌鸡、鲫鱼、鸭肉、虾等有助补肾温阳，女性食用可以起到延缓衰老、补气养血、美容养颜的作用。

忌吃高嘌呤食物

过多的嘌呤进入人体后会增加血液中的尿酸含量，长期食用高嘌呤食物会诱发肾结石以及尿道结石，因此日常饮食要避免摄入嘌呤过多，远离高嘌呤食物，比如动物内脏、菌类、海鲜、肉汤、酒、鸡精等。

多喝水，喝好水

多喝水可以冲淡尿液，让尿液和体内毒素快速排出，减轻肾脏负担，从而起到保护肾脏的作用。建议喝温开水为主，适量喝些淡茶、新鲜果蔬汁，忌饮可乐、咖啡、浓茶、果味饮料，以免损伤肾脏。

厨房里的养肾佳品

山药

山药具有健脾补虚、滋精固肾的功效，可治诸虚百损，疗五劳七伤，对于脾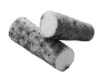肾虚弱引起的食欲减退、尿频尿急、便溏腹泻、腰膝酸软、带下白浊、皮肤赤肿、肥胖等症有良好的食疗效果。

豇豆

豇豆能够和五脏、生精髓、调养身体，可以起到理中益气、补肾健胃的作用，对于肾虚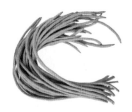引起的消渴、遗精、白浊、尿频有很好的疗效。

小米

作为五谷之首，小米被誉为"肾之谷"，具有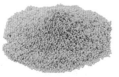益肾气、补元气、益肾安眠的作用，尤其适合肾湿热引起的小便淋漓不尽者食用。

羊肉

《本草纲目》中记载羊肉具有"暖中补虚、补中益气、开胃健身、益肾气"的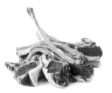功效。羊肉性温，尤其适合冬天补肾，可以起到可益肾补形、开胃健力、祛寒补暖、温补气血的作用，对于肾阳虚引起的畏寒、痛经、闭经、腰膝寒冷酸软等症有显著的食疗效果。

牛骨髓

牛骨髓味甘，性平，入肺、肾经，主要功效为滋肺补肾、填精益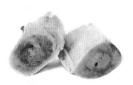髓，对于肺肾阴虚、肾精不足、虚劳羸瘦等症有显著疗效。

虾

虾味甘、咸，性温，入肾经，具有补肾壮阳、养血固精、通乳抗毒的作用，对于肾气虚弱、肾阳不足所致的腰脚软弱无力、畏寒、体质虚弱等症有明显的改善作用。

板栗

板栗具有补脾健胃、补肾强筋、活血止血的功效，药王孙思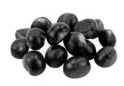邈认为"栗，肾之果也，肾病宜食之"。《本草纲目》中记载："栗……治肾虚，腰腿无力……"尤其适合老年肾虚者、小便频多者经常食用。

桑葚

桑葚味甘，性寒，具有补肝益肾、生津润燥、乌发明目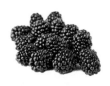等功效，尤其适用于肝肾阴亏引起的头晕、失眠、耳聋、神经衰弱等症，更年期女性食用还可起到改善身体不适的作用。

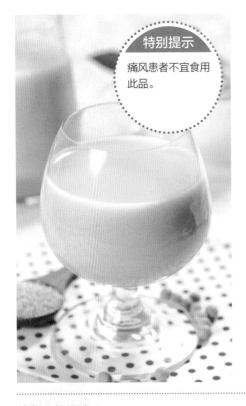

特别提示

痛风患者不宜食用此品。

益肾，健脾，润燥

小米豆浆

原料：

黄豆40克，小米30克。

做法：

(1) 黄豆浸泡10~12小时，洗净；小米洗净。

(2) 将小米、黄豆放入豆浆机中，加凉白开到机体水位线间，接通电源，按下"五谷豆浆"启动键，20分钟左右制成豆浆即可。

营养功效：

小米具有益肾气、补元气、益肾安眠的作用；黄豆可健脾宽中、益气润燥。两者同食可以起到健脾益肾、益气壮骨等功效。

补肾，壮腰膝

梅花栗子粥

原料：

干白梅花3朵，板栗10枚，大米80克，白糖适量。

做法：

(1) 板栗洗净，去壳，取肉；大米淘洗干净。

(2) 将板栗与大米一同放入锅中，加适量清水，大火烧开后转小火煮成粥。

(3) 粥熟时，将干白梅花、白糖放入，再煮两三沸即可。

营养功效：

板栗可养胃健脾、补肾强筋、活血止血；与白梅花同食可起到健脾和胃、补肾、壮筋骨的作用，对于肾虚引起的腰痛、腿足无力有明显的食疗效果。

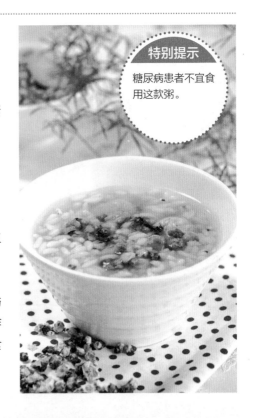

特别提示

糖尿病患者不宜食用这款粥。

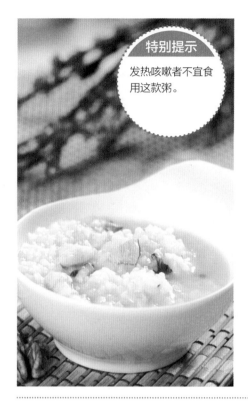

特别提示

发热咳嗽者不宜食用这款粥。

补肾助阳，健脑益智

核桃虾仁粥

原料：

大米200克，核桃仁30克，虾仁30克，盐少许。

做法：

(1) 大米、核桃仁、虾仁分别洗净。

(2) 锅中加适量清水，煮沸后倒入大米、核桃仁、虾仁，小火熬煮成粥，加少许盐拌匀即可。

营养功效：

　　核桃仁可补肾助阳、补肺敛肺、润肠通便；虾仁可补肾壮阳。这款粥对肝肾亏虚所致的须发早白、头晕目眩、耳聋耳鸣、腰膝酸软、遗精、早泄、咳嗽气喘、心悸失眠、大便秘结等症有良好的食疗效果。

滋补肝肾，乌发明目

桑葚牛骨汤

原料：

牛骨500克，桑葚25克，姜片、葱段、盐、料酒、白糖各适量。

做法：

(1) 桑葚洗净，加料酒和白糖各少许，上锅蒸一下备用；牛骨洗净，砸断。

(2) 将牛骨放入锅内，加适量清水，大火煮沸后撇去浮沫，加姜片、葱段，转小火继续煮至牛骨发白。

(3) 捞出牛骨，放入桑葚，继续煮沸，加适量盐调味即可。

营养功效：

　　桑葚是滋阴补肾、生津润燥、乌发明目的优质食材，与牛骨同食可有效改善肝肾阴亏引起的头晕、失眠、耳鸣、耳聋、心悸等症状。

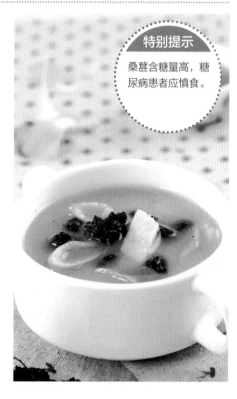

特别提示

桑葚含糖量高，糖尿病患者应慎食。

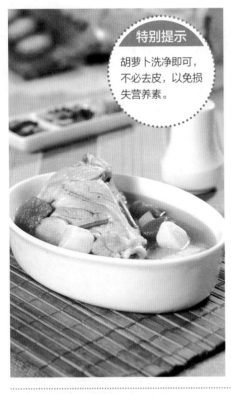

特别提示

胡萝卜洗净即可，不必去皮，以免损失营养素。

补肾气，养阴除燥

山药胡萝卜棒骨汤

原料：

山药200克，猪棒骨1根，胡萝卜100克，葱段、姜片、盐各适量。

做法：

(1) 山药去皮，洗净，切块；猪棒骨敲碎，洗净，焯水；胡萝卜洗净，切块。

(2) 汤锅置火上，放入猪棒骨、葱段、姜片，加没过食材的清水，大火烧开后转小火煮1小时；下入山药块和胡萝卜块煮熟，加盐调味即可。

营养功效：

山药具有健脾补虚、滋精固肾的功效；胡萝卜可健脾消食、润肠通便。这款汤可以起到补肾虚、健脾胃的作用。

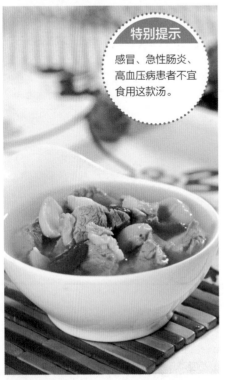

特别提示

感冒、急性肠炎、高血压病患者不宜食用这款汤。

补肾壮阳

栗子羊肉汤

原料：

羊肉150克，板栗30克，枸杞子20克，盐适量。

做法：

(1) 将羊肉洗净，切块，焯水；板栗去壳，切块；枸杞子洗净，备用。

(2) 锅中加入适量水，放入羊肉块、栗子块、枸杞子，先大火烧沸，再改用小火煮20分钟，调入盐即成。

营养功效：

羊肉和板栗都是补肾的好食材，羊肉可温补气血、益肾气，板栗可养胃健脾、补肾强筋、活血止血，两者同食可起到补肾壮阳、养血益精的功效，特别适合肾阳虚、腰膝酸软、消瘦者食疗。

补肾，填精，补虚

牛骨髓炖蛋

原料：

牛骨髓50克，鸡蛋4枚，盐、胡椒粉、蚝油、水淀粉、香油各适量。

做法：

(1) 牛骨髓洗净切段，氽烫，捞出；鸡蛋打散，加水、盐，搅拌均匀，上笼蒸熟取出。

(2) 牛骨髓放锅中，加盐、胡椒粉、蚝油调味，用水淀粉勾芡，淋香油，浇在鸡蛋上即可。

营养功效：

牛骨髓可润肺补肾、填精益髓，与鸡蛋同食可起到补肾益髓、润肺补虚的作用，女性食用还可改善气色，对肾精不足、虚劳羸瘦、骨痿无力等症皆有食疗作用。

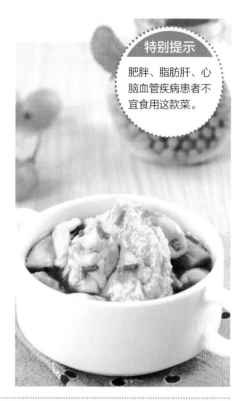

特别提示

肥胖、脂肪肝、心脑血管疾病患者不宜食用这款菜。

补肾益精，强筋健骨

豇豆烧平菇

原料：

豇豆200克，平菇150克，五花肉50克，葱末、姜末、盐、植物油各适量。

做法：

(1) 豇豆择洗干净，掰成段；平菇去根，洗净，焯水，沥干水分；五花肉洗净，切薄片。

(2) 炒锅置火上，倒入植物油烧热，放入五花肉煸至色泽金黄，炒香葱末、姜末，下入豇豆段和平菇，加适量清水烧至豇豆熟透，加盐调味即可。

营养功效：

豇豆可理中益气、补肾健胃；平菇可驱风散寒、舒筋活络、补虚抗癌。这款菜对于肾虚引起的消渴、遗精、白浊、尿频有很好的疗效。

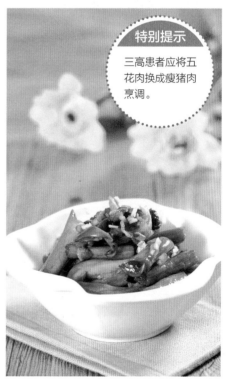

特别提示

三高患者应将五花肉换成瘦猪肉烹调。

清肺润肺

要想气色好，养肺少不了

肺司呼吸、主气，司是掌管的意思，中医认为肺不仅掌管呼吸，还与周身之气的生成和运行密切相关。肺功能弱会导致呼吸系统出问题，造成女性面色苍白、无血色。

肺通过肺气的宣发肃降作用推动和调节着全身水液的输布和排泄，即"通调水道"。肺一方面通过肺气的宣发作用将脾气运输来的水液和水谷精微散布到头面诸窍以及全身的皮毛肌肉，并且调节汗液的排泄；另一方面通过肺气的肃降作用将体内的水液不断地向下运输，濡润其他脏腑并将其代谢所产生的浊液向下输送到肾脏和膀胱，生成尿液排出体外。肺功能失调，会影响其通调水道的作用，导致肌肤缺水，出现皮肤干燥、皱纹暗生等皮肤衰老问题。

肺朝百脉，朝有"朝会"的意思，指的是全身的血液都会流经肺，通过肺的呼吸作用将体内的浊气排出体外，然后将自然界的清气通过血液循环输送到全身。

肺主治节，对身体起到治理调节的作用，帮助身体处于和谐、健康的状态，主要体现在调理呼吸运动、全身气机、血液循环以及精液代谢四个方面。

肺主皮毛，肺功能失调会导致皮肤、毛发得不到滋养，导致头发枯燥、无光泽，皮肤粗糙，易生红疹、皮癣、粉刺。

肺的功能如此强大，却是五脏中的娇小姐，被称为"娇脏"，这是因为肺开窍于鼻，位于五脏的最高处，容易受到风、寒、燥、热等外邪侵害。日常生活中，肺需要精心养护，吃、穿、住、行、用都需要照顾肺的特点，远离伤肺的生活方式。一旦肺生病了，切忌使用如狼似虎的重药，太寒、太热、太燥的药物皆不适合，宜选择轻清、宣散的药物。

温馨叮咛　　开水倒入杯中，将鼻子对准杯口吸入冒出的蒸汽，早晚各1次，每次10分钟，可有效保持呼吸道和肺脏的正常湿润度，还可以为面部肌肤补水、排毒，使肌肤更加紧致、细腻。

清肺润肺就要这样吃

多吃白色食物

白色入肺，经常食用白色食物可以清肺润肺。中医认为，大肠和肺相表里，"肺开窍于鼻，在体合皮，其华在毛"，肺与大肠、鼻子、喉咙、支气管、皮肤、汗毛的健康息息相关，所以经常吃些白色食物同样可以滋养这些器官。秋季气候干燥，人体常被秋燥伤阴，这时候适当地增加饮食中白色食物的比例，可以润肺滋阴，有效防止秋燥。可以清肺润肺的白色食物主要有甘蔗、梨、银耳、牛奶、莲藕等。

适量吃些辛辣食物

辛味具有行气、活血、发散的作用，《素问·至真要大论》中记载："夫五味入胃，各归其所喜……辛先入肺"，适量吃些辛辣食物有助养护肺脏。不过，辛辣食物不适合阴虚体质、湿热体质者食用，患有溃疡、肠胃炎、便秘、痔、便血、咳嗽等疾病时也不宜食用。

多吃新鲜蔬果

新鲜的蔬菜和水果中富含水分、维生素和矿物质，这些营养素能够促进体内毒素排出，有助于维持胃肠道健康，提高机体免疫力，可以间接保护肺脏不受外邪侵害。此外，很多蔬菜和水果具有润肺清肺、止咳化痰的作用，比如萝卜、冬瓜、枇杷、杏、芒果等。

补水养肺

最简单的养肺方法是为身体补充充足的水分，不要等到口渴才喝水，应养成自觉喝水的习惯，尤其是环境干燥、身体大量出汗时，更要及时补水，维持肺脏和呼吸道的正常湿润度。

戒烟

长期吸烟是导致慢阻肺的最主要原因，烟龄越长、吸烟量越大，发病率越高。此外，吸烟时产生的刺激性物质对鼻腔、咽喉、支气管黏膜都会产生强烈刺激，诱发急性支气管发炎、慢性支气管炎。想要肺安康，赶紧放下手里的香烟吧！

9种美味又养肺的好食材

鱼腥草

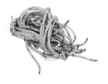

鱼腥草味辛，性微寒，入肺、膀胱、大肠经，具有清热解毒、利水消肿、消痈排脓等功效，对于肺脓肿、肺炎、急性或慢性支气管炎、尿路感染等症有辅助治疗效果。

百合

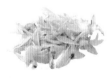

百合味甘、微苦，性平，入心、肺经，具有养阴润肺、补肺止咳、清心安神的作用。对肺痨久咳咯血、热病后余热未清、虚烦、惊悸、神志恍惚等症皆有良好的食疗效果。

梨

梨味甘、微酸，性凉，入胃、肺经，有"百果之宗""天然矿泉水"的美称，具有补充水分、养护咽喉、清肺润肺、化痰止咳、降火退热的显著效果，对支气管炎、肺结核、肝炎等症有良好的治疗效果。

猪肺

猪肺味甘，性平，入肺经，具有补肺、止咳、止血的功效，主治肺虚咳嗽、气喘、咯血。

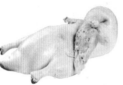

鸭肉

鸭肉味甘、微咸，性偏凉，具有滋五脏之阴、清虚劳之热、补血行水、养胃生津、止咳息惊的功效，经常食用可改善阴虚水肿、虚劳食少、肺结核、营养不良性水肿、慢性肾炎等疾病症状。

银耳

银耳味甘，性平，入肺、胃、肾经，具有润肺补肾、滋阴润燥、补血宁神的功效，可辅助治疗肺燥干咳等症，尤其适合秋冬季节食用。

杏仁

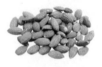

杏仁味苦，性温，入肺、大肠经，具有祛痰止咳、润肺消食、散气润肠、通便养颜的功效。杏仁分南北，南杏仁用于治疗肺虚肺燥引起的咳嗽，北杏仁用于治疗肺实引起的咳嗽。

玉竹

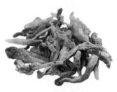

玉竹味甘，性平，入肺、胃经，主要功效为滋阴润燥、生津止渴、安神宁心，有助滋养肺阴，可以预防由于肺阴不足诱发的干咳少痰、口舌干燥、失音。

枇杷

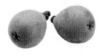

枇杷味甘、酸，性平，入肺、胃经，具有清肺润肺、止咳祛痰、生津止渴、开胃的功效，可以用于治疗各种咳嗽，经常食用还可预防感冒，对肺热咳嗽、久咳不愈、咽干口渴等症有良好的食疗效果。

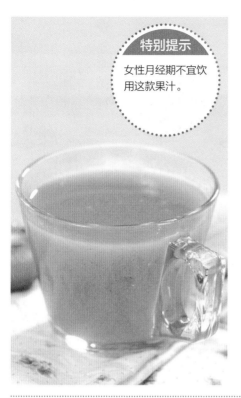

特别提示

女性月经期不宜饮用这款果汁。

养阴清热，润肺止咳

猕猴桃雪梨汁

原料：

猕猴桃150克，雪梨200克。

做法：

(1) 猕猴桃洗净，去皮，切成小块；雪梨洗净，去核，切成小块。

(2) 将所有食材放入榨汁机中，加凉白开到机体水位线间，接通电源，按下"果蔬汁"启动键，搅打均匀即可。

营养功效：

猕猴桃可清热生津、健脾止渴、利尿止泻；雪梨可润肺止咳、清热生津。两者同食可起到养阴清热、润肺除烦等功效。

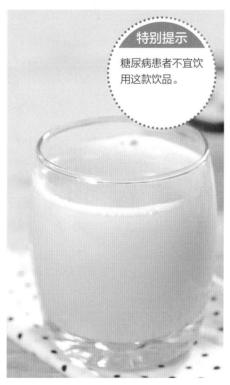

特别提示

糖尿病患者不宜饮用这款饮品。

润肺止咳

莲藕百合蜂蜜汁

原料：

莲藕150克，百合100克，蜂蜜适量。

做法：

(1) 莲藕洗净，去皮，切小块；百合洗净。

(2) 将所有食材放入榨汁机中，加凉白开到机体水位线间，接通电源，按下"蔬果汁"启动键，搅打均匀即可。

营养功效：

百合可润肺止咳、养阴清心；蜂蜜可以改善肺燥咳嗽、肠燥便秘等上火症状。这款饮品具有润肺止咳、滋阴润燥的功效。

防治肺炎

鲜芦根粥

原料：

鲜芦根30克，大米100克，白糖适量。

做法：

(1) 鲜芦根择净，放入锅中，加清水适量，浸泡
5～10分钟后，水煎片刻取汁。

(2) 将大米、鲜芦根煎汁放入锅内，加水煮粥，
待粥熟时调入白糖，再煮一两分钟即成。

营养功效：

　　鲜芦根性味甘寒，既能清透肺胃气分实热，
又能生津止渴、除烦。入肺经善清透肺热，对肺
热咳嗽效果佳。鲜芦根含木聚糖等多种具免疫活
性的多聚糖类化合物，具有一定的抗炎症作用。

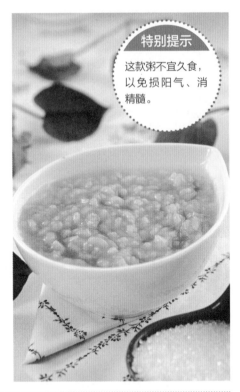

特别提示

这款粥不宜久食，以免损阳气、消精髓。

补肺止咳

猪肺粥

原料：

猪肺250克，大米100克，薏米50克，料酒、葱
段、姜丝、盐各适量。

做法：

(1) 大米、薏米分别洗净；猪肺洗净，锅中加水
适量，放入料酒，煮七成熟，捞出，切
成丁。

(2) 锅中加适量清水，倒入大米、薏米、猪肺
丁，加葱段、姜丝、盐、料酒，大火煮沸后
转小火熬煮至米烂稠粥即可。

营养功效：

　　猪肺可补肺润燥、镇咳止血；薏米可健脾渗
湿、除痹止泻。这款粥具有补肺止咳的作用，慢
性支气管炎患者食用可起到显著的食疗效果。

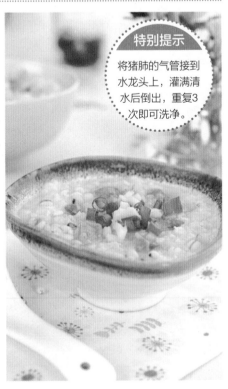

特别提示

将猪肺的气管接到
水龙头上，灌满清
水后倒出，重复3
次即可洗净。

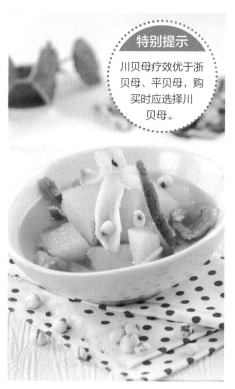

特别提示
川贝母疗效优于浙贝母、平贝母，购买时应选择川贝母。

清热润肺，止咳化痰

川贝炖雪梨

原料：

川贝母12克，百合（干）40克，雪梨150克，陈皮、冰糖各10克。

做法：

(1) 川贝母、百合和陈皮用水浸透洗净；雪梨洗净，去核、去蒂，连皮切块。

(2) 将川贝母、百合、雪梨块、陈皮、冰糖一起放入炖盅内，加适量凉开水，盖上盅盖，隔水炖3小时即可。

营养功效：

川贝母可化痰止咳、清热散结；雪梨可润肺止咳化痰、清热生津、解酒。这款汤具有清热润肺、止咳化痰、养阴去燥的功效，可有效改善身体燥热、声音沙哑、痰多黄稠、咳嗽、咽喉红肿疼痛等症状。

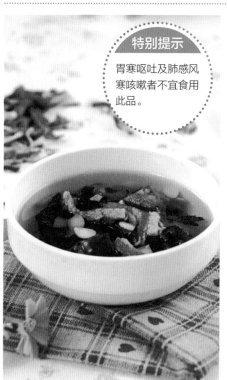

特别提示
胃寒呕吐及肺感风寒咳嗽者不宜食用此品。

止咳化痰，润肺养颜

枇杷叶杏仁蜜枣

原料：

枇杷叶、杏仁、桔梗各15克，蜜枣10颗，冰糖适量。

做法：

(1) 枇杷叶、杏仁、桔梗分别用清水冲洗干净；蜜枣切小块。

(2) 将枇杷叶放入布包内，与蜜枣块、杏仁、桔梗一同放入锅中，加适量清水，大火煮沸后转小火慢煲，待锅内水剩一半时，放入冰糖溶化后起锅即可。

营养功效：

枇杷叶可清肺止咳、降逆止呕；杏仁可祛痰止咳、润肺消食、通便养颜。这款汤具有化痰止咳、润肺和胃、美容护肤的功效。

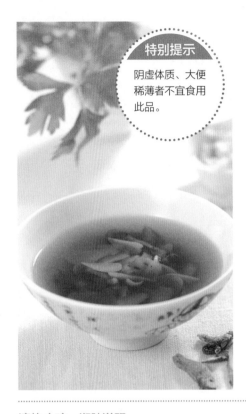

特别提示

阴虚体质、大便稀薄者不宜食用此品。

滋阴润肺

百合玉竹汤

原料:

百合、玉竹各20克。

做法:

(1) 百合洗净,撕成瓣状;玉竹洗净,切段。

(2) 将百合、玉竹段放入锅内,加入适量清水,置大火上烧沸后,改用小火煮约45分钟即可。

营养功效:

玉竹可养肺阴、清肺热、止渴除烦;百合可温肺止嗽、养阴清热、清心安神、利大小便。这款汤可滋阴润肺,尤其适合患有心肺疾病者食用。

清热止咳,润肺滋阴

海带炖鸭汤

原料:

鸭肉250克,泡发海带丝50克,葱段、姜片、盐、胡椒粉、植物油各适量。

做法:

(1) 鸭肉斩成小块,焯水;泡发海带丝洗净。

(2) 锅中植物油烧热,放入葱段、姜片煸香,放入鸭肉块和海带丝翻炒;加适量清水,煮至鸭肉熟烂,用盐和胡椒粉调味即可。

营养功效:

鸭肉具有滋五脏之阴、清虚劳之热、补血行水、养胃生津、止咳息惊的功效,经常食用可改善肺结核症状;海带可利水消肿、软坚化痰。这款汤可止咳、清热、润肺。

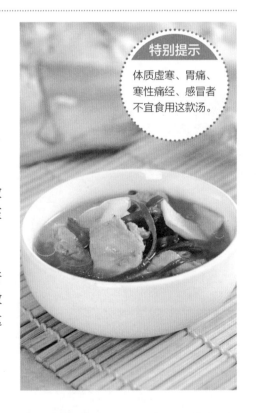

特别提示

体质虚寒、胃痛、寒性痛经、感冒者不宜食用这款汤。

附录1：五味五色补益五脏

五味食物补益五脏一览表

五味食物	对应五脏	食疗功效	代表食物
酸味食物	肝	滋阴养肝、收敛固涩	豆类、山楂、乌梅、橘子、木瓜、山楂、杏等
甘味食物	脾	补虚健脾、和中滋养	红薯、香蕉、苹果、西瓜、甘蔗、柿子、梨、蜂蜜等
苦味食物	心	降火解热、清心除烦	苦瓜、芥蓝、莴笋、苦菊、油麦菜、苦杏仁等
咸味食物	肾	泻下补肾、散结软坚	紫菜、海带、石花菜、裙带菜、牡蛎、海蜇、虾皮等
辛味食物	肺	行气润肺、活血化瘀	生姜、大蒜、辣椒、大葱、洋葱、韭菜等

五色食物补益五脏一览表

五色食物	对应五脏	食疗功效	代表食物
青色食物	肝	刺激肝脏产生降解体内致癌物的物质，从而保护肝脏	苋菜、韭菜、荠菜、生菜、油菜、芦笋、豌豆苗、猕猴桃等
红色食物	心	增强心脏活力，预防心脑血管疾病；延缓衰老，防治失眠	猪肉、羊肉、牛肉、番茄、西瓜、樱桃、草莓、红枣等
黄色食物	脾	改善消化系统功能，保持气血通畅，预防眼部疾病	玉米、黄豆、胡萝卜、南瓜、芒果、菠萝、橘子、木瓜等
白色食物	肺	保护肺脏，降低胃癌、食管癌和肺癌的发病概率	鸡肉、鱼肉、萝卜、山药、竹笋、花菜、茭白、银耳、梨等
黑色食物	肾	延缓衰老；增强免疫力；静心安神；防癌	黑米、黑豆、黑芝麻、木耳、桑葚、黑枣、乌梅、乌鸡等

附录2：最适合女性的食物排行榜

补气食物top10：

花生、糯米、椰子、荔枝、鸡肉、牛肉、黄鳝、泥鳅、人参、黄芪。

补血食物top10：

黑芝麻、猪血、猪肝、红枣、桂圆、黑豆、葡萄、乌鸡、阿胶、红糖。

滋阴食物top10：

黑豆、黑芝麻、百合、豆腐、鸭肉、银耳、梨、小麦、菠菜、鸡蛋。

降火食物top10：

丝瓜、苦瓜、荸荠、茭白、西瓜、草莓、甘蔗、绿豆、冰糖、绿茶。

祛寒食物top10：

羊肉、鹿肉、蚕蛹、鱼鳔、龙虾、核桃仁、韭菜、海参、生姜、肉桂。

减肥食物top10：

萝卜、西蓝花、海带、番茄、黄瓜、冬瓜、苦瓜、芹菜、豆腐、低脂牛奶。

开胃食物top10：

山楂、柠檬、苹果、李子、葡萄、苦菊、茼蒿、辣椒、白扁豆、陈皮。

补脑食物top10：

核桃仁、花生、芝麻、茼蒿、金针菇、银耳、豆腐、兔肉、三文鱼、鸡蛋。

减压食物top10：

牛奶、豆腐、燕麦、糙米、南瓜籽、菜花、木瓜、柚子、草莓、香蕉。

排毒食物top10：

荔枝、火龙果、南瓜、木耳、胡萝卜、苦瓜、海带、绿豆、蜂蜜、茶叶。

补钙食物top10：

黑豆、黄豆、豆腐、牛奶、奶酪、芝麻酱、虾皮、芥菜、海带、雪里蕻。

抗癌食物top10：

葡萄、大麦、芦笋、白菜、圆白菜、苦瓜、菜花、洋葱、大蒜、红薯。

抗雾霾食物top10：

猪血、木耳、杏仁、百合、甘蔗、梨、银耳、萝卜、山药、罗汉果。

增强免疫力食物top10：

南瓜、番茄、空心菜、香菇、猕猴桃、荔枝、红枣、桑葚、酸奶、蜂蜜。